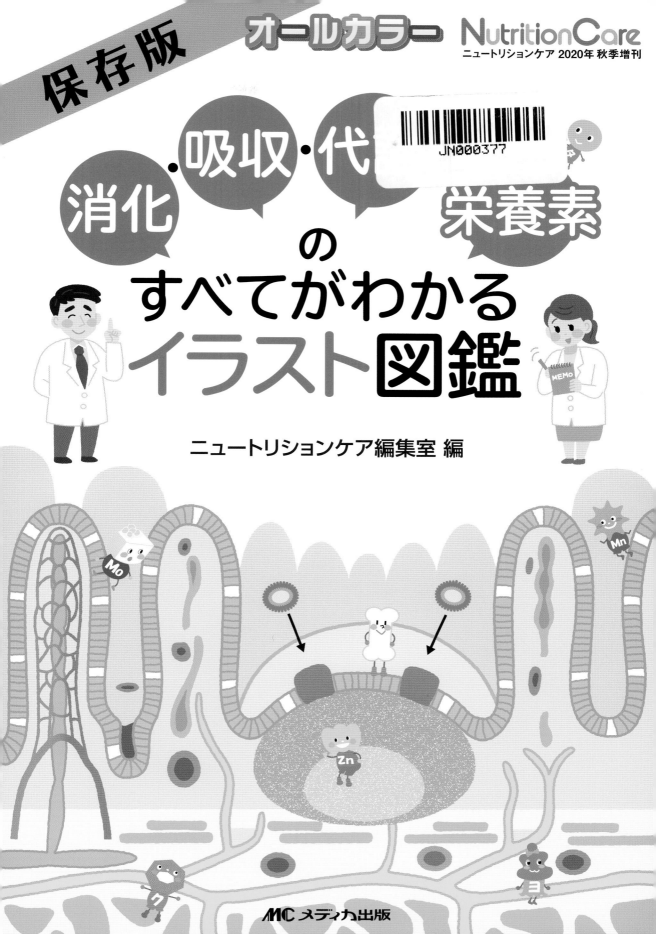

はじめに

　「栄養」とは、生命を維持して活動するために、必要な物質（栄養素）を体外から摂取して活用し、不要なものを排出する一連の流れのことをいいます。体に取り込んだ「栄養素」は、そのままでは活用することができません。体を成長させ、機能を保ち、エネルギーを得るためには、消化・吸収・代謝のプロセスが必要不可欠です。

　「栄養管理」とは、素材である栄養素に過不足がないかを確認して、量とバランスを設計することです。その設計がくずれると、病気の発病につながったり、さらに病態を悪化させたりすることもあります。また、消化・吸収・代謝のどこか一部でも障害があると、栄養素をうまく体で活用することができません。

　本書では、臓器のはたらきと消化・吸収・代謝のプロセスをイラストでわかりやすく紹介します。また、とくに栄養が重要な役割を担う代表的な病態についても解説します。大切な栄養素のはたらきをぜひ学んでください。

　2020 年 7 月

　　　　　　　　　ニュートリションケア編集室

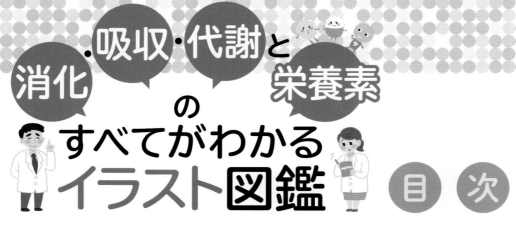

消化・吸収・代謝と栄養素のすべてがわかるイラスト図鑑 目次

第1章 臓器の構造とはたらき

第2章 3大栄養素のはたらきと代謝

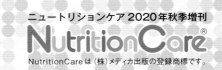
ニュートリションケア 2020年秋季増刊
NutritionCare®
NutritionCareは（株）メディカ出版の登録商標です。

表紙・本文デザイン 松橋洋子 ／ 表紙・本文イラスト 中村恵子

第1章
第2章
第3章
第4章
第5章

執筆者一覧

あさくら・ようへい
朝倉洋平　医療法人衆済会増子記念病院臨床栄養課主任　第3章 6、7

いいじま・しょうへい
飯島正平　大阪国際がんセンター
栄養腫瘍科・消化器外科・緩和ケアセンター　第1章 2、3、
第2章 1、2、3

えんどう・りゅうじん
遠藤龍人　岩手医科大学看護専門基礎講座教授　第1章 6

おかだ・かつゆき
岡田克之　桐生厚生総合病院副院長／皮膚科診療部長／食養科部長　第5章 5

おくもと・しんじ
奥本真史　地方独立行政法人府中市病院機構府中市民病院
薬剤部科長　第3章 1、2、3、4、5

おぞの・ちか
尾園千佳　公益財団法人甲南会甲南医療センター
栄養管理部管理栄養副士長　第4章 1、2

きむら・たけし
木村　健　兵庫医科大学病院薬剤部薬剤部長　第1章 9

くぼた・さき
窪田紗希　岐阜市民病院糖尿病・内分泌内科　第5章 3

くわた・ひとし
桑田仁司　関西電力病院
糖尿病・代謝・内分泌センター／疾患栄養治療センター長　第5章 3

たむら・かなみ
田村佳奈美　福島学院大学短期大学部食物栄養学科講師　第4章 3、4

はぶ・だいき
羽生大記　大阪市立大学大学院生活科学研究科栄養医科学教授　第2章 9、10、11

ふじもと・あつし
藤本篤士　医療法人渓仁会札幌西円山病院歯科診療部長　第1章 1

まかべ・のぼる
真壁　昇　関西電力病院栄養管理室長／
美作大学客員准教授　第5章 3、4

まつぐ・やすひろ
眞次康弘　県立広島病院
消化器・乳腺・移植外科部長／栄養管理科主任部長　第1章 7、8

もりずみ・まこと
森住　誠　社会医療法人寿楽会大野記念病院薬剤部　第2章 6、7、8

やまぎし・しょういち
山岸昌一　昭和大学医学部
内科学講座糖尿病・代謝・内分泌内科学部門教授　第2章 4、5

よしだ・さだお
吉田貞夫　医療法人ちゅうざん会ちゅうざん病院副院長／
金城大学客員教授　第1章 4、5、
第3章 8、9

よしむら・よしひろ
吉村芳弘　社会医療法人令和会熊本リハビリテーション病院
リハビリテーション科副部長／
サルコペニア・低栄養研究センター長　第5章 1、2

本書で使用しているおもな略語一覧

AC	arm circumference	上腕周囲長
ADL	activities of daily living	日常生活動作
AKI	acute kidney injury	急性腎臓病
Alb	albumin	アルブミン
ALI	acute lung injury	急性肺傷害
ALP	alkaline phosphatase	アルカリホスファターゼ
ALT	alanine transaminase	アラニンアミノ基転移酵素
ANP	atrial natriuretic peptide	心房性ナトリウム利尿ペプチド
ARDS	acute respiratory distress syndrome	急性呼吸窮迫症候群
AST	aspartate aminotransferase	アスパラギン酸アミノ基転移酵素
ATP	adenosine triphosphate	アデノシン三リン酸
BCAA	branched-chain amino acids	分岐鎖アミノ酸
BEE	basal energy expenditure	基礎エネルギー消費量
BMI	body mass index	体格指数
BUN	blood urea nitrogen	血中尿素窒素
CC	calf circumference	下腿周囲長
CCK	cholecystokinin	コレシストキニン
ChE	cholinesterase	コリンエステラーゼ
CK	creatine kinase	クレアチンキナーゼ
CKD	chronic kidney disease	慢性腎臓病
Cre	creatinine	クレアチニン
DHA	docosahexaenoic acid	ドコサヘキサエン酸
DIC	disseminated intravascular coagulation	播種性血管内凝固症候群
DNA	deoxyribonucleic acid	デオキシリボ核酸
ECF	extracellular fluid	細胞外液
EE	energy expenditure	エネルギー消費量
ENS	enteric nervous system	腸管内在神経系
EPA	eicosapentaenoic acid	エイコサペンタエン酸
FAD	flavin adenine dinucleotide	フラビンアデニンジヌクレオチド
GA	glycoalbumin	グリコアルブミン
GALT	gut-associated lymphoid tissue	腸管関連リンパ組織
GDP	guanosine diphosphate	グアノシン二リン酸
GIP	glucose-dependent insulinotropic polypeptide	グルコース依存性インスリン分泌刺激ポリペプチド
Glu	glucose	グルコース
GTP	guanosine triphosphate	グアノシン三リン酸

Hb	hemoglobin	ヘモグロビン
HDL	high density lipoprotein	高比重リポたんぱく
IBW	ideal body weight	標準（理想）体重
ICF	intracellular fluid	細胞内液
LDL	low density lipoprotein	低比重リポたんぱく
LES	lower esophageal sphincter	下部食道括約筋
LIP	lipase	リパーゼ
LPL	lipoprotein lipase	リポたんぱくリパーゼ
MCT	medium chain triglyceride	中鎖脂肪酸
NAD	nicotinamide adenine dinucleotide	ニコチンアミドアデニンジヌクレオチド
NADP	nicotinamide adenine dinucleotide phosphate	ニコチンアミドアデニンジヌクレオチドリン酸
NO	nitric oxide	一酸化窒素
NST	nutrition support team	栄養サポートチーム
PHGG	partially hydrolyzed guar gum	グアーガム加水分解物
PTEG	percutaneous trans-esophageal gastro-tubing	経皮経食道胃管挿入術
PTH	parathyroid hormone	副甲状腺ホルモン
QOL	quality of life	生活の質
RBP	retinol binding protein	レチノール結合蛋白
REE	resting energy expenditure	安静時エネルギー消費量
RQ	respiratory quotient	呼吸商
SCFA	short-chain fatty acids	短鎖脂肪酸
SERT	serotonin transporter	セロトニン輸送体
T-Bil	total bilirubin	総ビリルビン
Tcho	total cholesterol	総コレステロール
Tf	transferrin	トランスフェリン
TG	triglyceride	トリグリセリド
TIBC	total iron binding capacity	総鉄結合能
TPN	total parenteral nutrition	高カロリー輸液
TSH	thyroid stimulating hormone	甲状腺刺激ホルモン

本増刊は、ニュートリションケア2016年秋季増刊『イラスト図鑑の決定版！ 消化・吸収・代謝のしくみと栄養素のはたらき』の一部をもとに、新たな項目を追加し、大幅に加筆・修正したものです。

第 **1** 章

臓器の構造と
はたらき

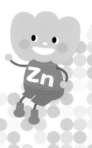

1 口腔・咽頭

医療法人渓仁会札幌西円山病院歯科診療部長 ● **藤本篤士** ふじもと・あつし

唾液の作用

　唾液は覚醒時には毎分 0.3mL、睡眠時には 0.1mL、食事時には 4.0mL と、1 日に総計 1.5L も分泌されており、つねに口腔内を潤して会話や食事などがスムーズにできるように、また口腔を清潔に保つための大きな役割を果たしています。唾液分泌量が低下してしまう原因には、多剤服用による副作用の影響が多いのですが、ほかには開口や口呼吸などで口腔内の水分蒸散量が多くなり保湿力が低下していたり、脱水や糖尿病、口腔機能低下、放射線治療、唾液腺の変性などがあります。しかし、原因が判明しても治療やケアで効果がみられなかったり、改善までに長時間を要することも少なくありません。対症療法として口腔保湿剤が即効的に症状を改善する症例も多く、広く臨床現場で使われています。

味覚とは

　味覚を感じる器官としてもっとも重要な役割を担うのが舌ですが、「味」は味覚だけではなく、嗅覚や視覚、さらには食材の性状や温度、好み、過去の経験など、多くの要因が影響します。また高齢になると特定の味覚閾値が上昇し、味を感じづらくなったり、好みの味に変化が起こることもあるようです。医療者側がおいしいと感じる味をすすめるのではなく、どのような味が好みなのか、欲しているのかを探ることが大切です。

頬・舌・歯・筋肉・嚥下のしくみ

●食物を認識する先行期（認知期）

　視覚や嗅覚などを使って食物を認識して食べるかどうか、どう食べるかなどを判断する期です。食物と認識できずに食べはじめない「失認」、機能に問題がないのに食べられない「失行」など、代表的認知症であるアルツハイマー病などでは先行期の障害を受けることが

あります。

●食物を捕食し食塊を形成する準備期（咀嚼期）

食物を口腔に取り込んで咀嚼し、気道に食物が流入するリスクを低下させる凝集性に富む食塊に形成して、続く口腔期以降の嚥下運動を円滑に行うことができるようにする期です。準備期には、舌や頬が食物移送や保持を、歯と咀嚼筋が食物粉砕を行いますが、これらは食物の性状に合わせた複雑な協調運動や口腔粘膜感覚などが必要です。形成された食塊は舌背に移送されますが、一部の食塊は嚥下運動前に咽頭に移送されています（Stage Ⅱ transport）。

咀嚼筋群や舌、頬、唇の運動機能低下や障害、歯の欠損や義歯の不適合などにより咀嚼ができないときは、歯科治療が必要なケースが多くなります。また、それぞれの状況に合わせて食塊形成しやすい食形態を考慮する必要があります。

●嚥下運動の口腔期・咽頭期・食道期

形成された食塊を口腔から食道へ移送する一連の期です。舌背にある食塊は舌の運動により咽頭部に移送されます（口腔期）。このとき、軟口蓋部が鼻腔と口腔を遮断（鼻咽腔閉鎖）して鼻腔への食塊流入を防ぎます。さらに食塊が咽頭を移動して（咽頭期）食道に入るときには、喉頭蓋が下方へ反転して、声門が閉鎖されて食物の気管への流入（誤嚥）が防止されます。食道に入った食塊は蠕動運動により胃へと移送されます（食道期）。咽頭期、食道期は不随意運動であり、嚥下反射は通常1秒以下の短時間で行われます。

脳血管疾患や神経疾患、筋疾患、廃用症候群などにより、嚥下筋群や舌の機能低下や障害などが原因で嚥下がむずかしくなります。医師、歯科医師、言語聴覚士、看護師など多職種で相談しながら、治療や訓練などと並行して障害の程度に合わせた嚥下調整食を用意することが必要です。

●引用・参考文献
1）藤本篤士. "体のはたらきと身体症状：咀嚼・嚥下". 栄養ケアのキーワード166：知ってるつもりの？ワードをコンパクトに解説！ ニュートリションケア2015年秋季増刊. 本田佳子編. 大阪, メディカ出版, 2015, 57-9.
2）藤本篤士. 消化・吸収臓器のしくみとはたらき：口腔・咽頭. ニュートリションケア. 7（4）, 2014, 320-3.

咀嚼のしくみ

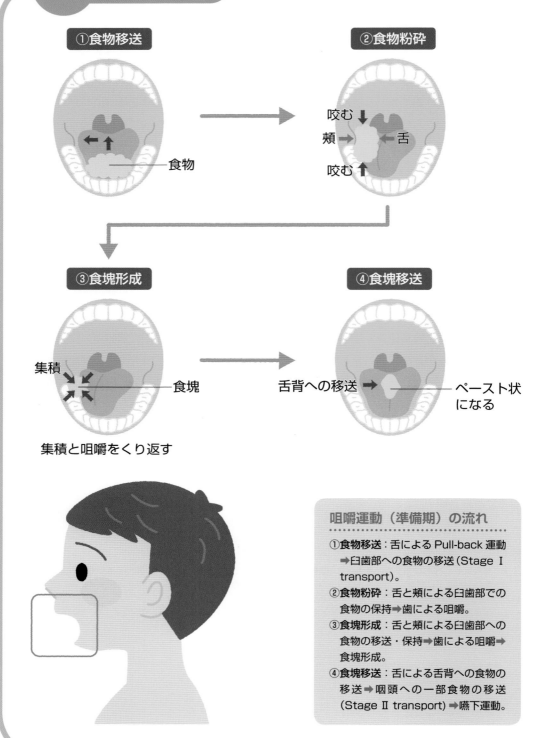

①食物移送

食物

②食物粉砕

咬む↓
頬→　←舌
咬む↑

③食塊形成

集積

食塊

集積と咀嚼をくり返す

④食塊移送

舌背への移送→　ペースト状になる

咀嚼運動（準備期）の流れ

①**食物移送**：舌による Pull-back 運動➡臼歯部への食物の移送（Stage Ⅰ transport）。

②**食物粉砕**：舌と頬による臼歯部での食物の保持➡歯による咀嚼。

③**食塊形成**：舌と頬による臼歯部への食物の移送・保持➡歯による咀嚼➡食塊形成。

④**食塊移送**：舌による舌背への食物の移送➡咽頭への一部食物の移送（Stage Ⅱ transport）➡嚥下運動。

嚥下のしくみ

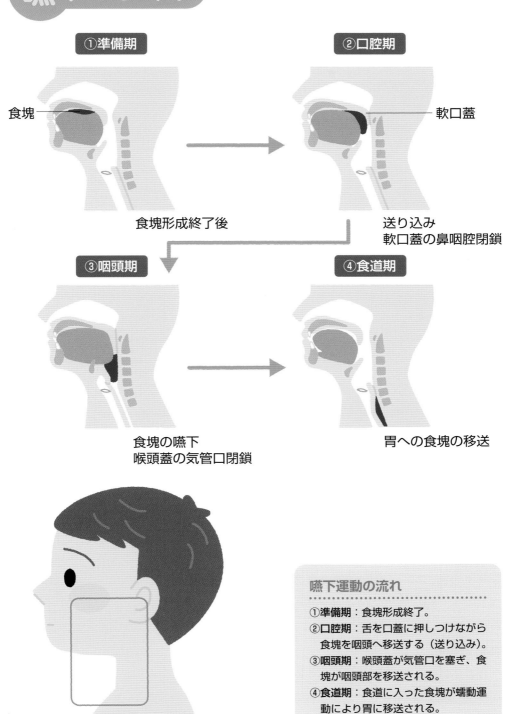

①準備期

食塊

食塊形成終了後

②口腔期

軟口蓋

送り込み
軟口蓋の鼻咽腔閉鎖

③咽頭期

食塊の嚥下
喉頭蓋の気管口閉鎖

④食道期

胃への食塊の移送

嚥下運動の流れ

①**準備期**：食塊形成終了。
②**口腔期**：舌を口蓋に押しつけながら食塊を咽頭へ移送する（送り込み）。
③**咽頭期**：喉頭蓋が気管口を塞ぎ、食塊が咽頭部を移送される。
④**食道期**：食道に入った食塊が蠕動運動により胃に移送される。

2 食道

大阪国際がんセンター栄養腫瘍科・消化器外科・緩和ケアセンター●**飯島正平** いいじま・しょうへい

食道の構造とはたらき

　食道は消化器ですが、消化や吸収といった生理的な機能は直接的には担っていません。食道は、呼吸のために陰圧となっている胸腔内を食物が通過し、一時的な貯留の場の胃に至る通り道です。咽頭レベルから体の後方に位置し、気管や大血管の隙間を通り抜け、つねに体の後ろ側（背中側）を走行しています。臥位であればいちばん低い位置に相当します。食道は、食べたままのものが咀嚼されただけで消化を受けずに通過します。そのため、外的な刺激に対して障害されないように、食道粘膜は皮膚や口腔内と同じ重層扁平上皮で覆われています。また、筋層が口側から収縮しながら胃側が少しずつ弛緩する規則的な蠕動運動により、食物を途中で停滞させないように胃に向かって送り込んでいます。

逆流防止機構

　食道が胸腔内を通過して胃に達するため、陰圧である胸腔内に向かって胃から食物が逆流しないような構造的しくみが存在します。しかし、低栄養による筋肉構造の劣化や老化による固定の緩みなどで、このしくみは障害されやすく、一部は食道裂孔ヘルニアと呼ばれます。いずれにしても、陰圧となっている胸腔内食道への逆流現象がみられ、さまざまな課題となります。逆流は胃酸を伴うため粘膜障害を発症し、経口摂取に影響しやすいです。また、臥床時に咽頭まで逆流すれば肺炎を発症することもあって、栄養管理上の障害となりやすいため注意が必要です。

●食道裂孔

　食道が胸腔内から腹腔内に到達するには横隔膜を通過しなくてはなりません。うすい筋肉構造の横隔膜は胸郭下方にテントのように広がって辺縁が固定されていますが、脊椎側の付着部は横隔膜脚と呼ばれ、左右に分かれています。ここでの筋構造はやや厚く、この

間にある隙間を食道が通過し、食道裂孔と呼ばれています。この横隔膜脚は通過する食道を取り囲むように位置し、腹圧上昇時には横隔膜脚筋肉の締めつけにより、ねじるように食道内腔を閉じることができ、逆流防止機構として機能しています。

●His 角

食道から胃への移行部は、食道胃接合部と呼ばれ、構造に特徴があります。胃の最上部に食道下端がつながるのではなく、腹部の食道は胃の右側面（小弯）を少し並走し、胃の側面から合流部である噴門に至る構造です。食道の長軸と胃の側面の角度は「His 角」と呼ばれ、通常は鋭角となっています。胃の内圧が上昇すると、穹窿部全体が拡張・伸展し、穹窿部は周囲組織を圧迫します。食道は左側から穹窿部に押され、内腔が狭まって逆流しにくくなります。

●下部食道括約筋（LES）

食道の筋層は頸部では横紋筋ですが、下部に向かうにつれて平滑筋に移行しています。誰でも飲み込みはじめは意識して食物を下方に押し込める感覚をもっていますが、次第に蠕動に依存した送り込みを感じます。噴門近くには高圧帯が存在し、下部食道括約筋（LES）と呼ばれています。括約筋構造ではありませんが、食道と胃の移行部であるため、それぞれの筋層の向きが締めつけるように交差しているため、圧を高く維持することができ、胃内圧上昇時に内腔を閉鎖するように機能すると考えられています。

通過障害

食物の通り道である食道は、さまざまな原因で通過障害を来しやすく、腫瘍や瘢痕のための物理的狭窄が多いですが、若年層では神経叢の異常のため蠕動運動障害によるアカラシアもみられます。通過障害は、食べて咀嚼してすぐに通るのが食道ですので認知されやすく、通りやすい食形態への工夫が効果的なことが多いです。比較的自覚症状として認知されやすく、患者本人も改善を自覚しやすいので、栄養食事指導では実際に食べた印象で解決方法を探るとよいでしょう。

食道の解剖

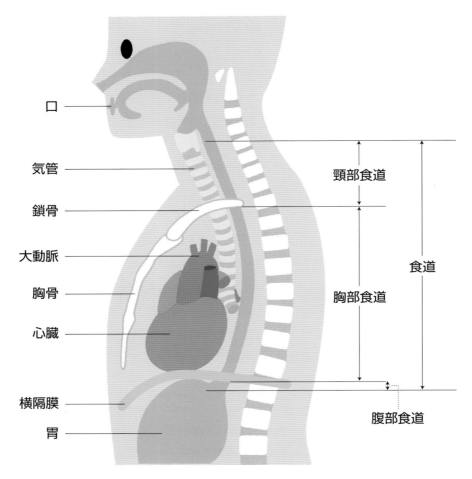

口

気管

鎖骨

大動脈

胸骨

心臓

横隔膜

胃

頸部食道

胸部食道

食道

腹部食道

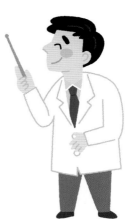

食道の構造

食道は、入口部より「頸部食道」「胸部食道」「腹部食道」の3つの部位に分かれている。食道は、食べたままのものが咀嚼されただけで通過するため、外的な刺激に対して障害されないように、食道粘膜は皮膚や口腔内と同じ重層扁平上皮で覆われている。筋層が口側から収縮しながら胃側が少しずつ弛緩する規則的な蠕動運動で、食物を途中で停滞しないように胃に向かって送り込む。

逆流防止機構

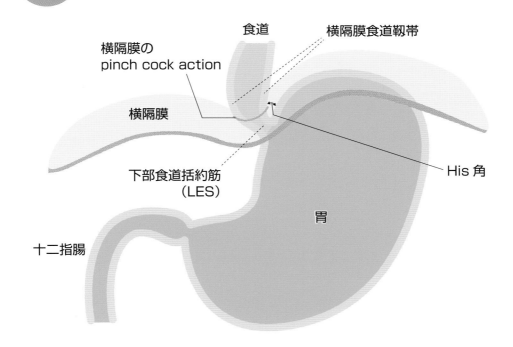

食道

横隔膜食道靱帯

横隔膜の
pinch cock action

横隔膜

下部食道括約筋
（LES）

His 角

胃

十二指腸

経皮経食道胃管挿入術（PTEG）

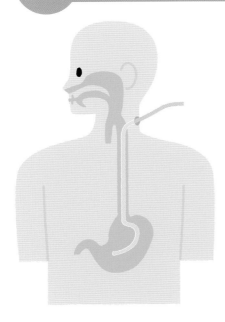

経皮経食道胃管挿入術（PTEG）とは

経腸栄養のアクセスとしての胃瘻は腹壁から胃に
向けてカテーテルを留置するが、食道瘻である経
皮経食道胃管挿入術（PTEG）は頸部食道に向け
てカテーテルを留置し、先端は胃内まで誘導でき
る手技である。胃瘻とは異なり、留置距離はどう
しても長くなるが、胃からのアクセスが不可能な
場合の経腸栄養の選択肢として利用されている。
ただし、頸部手術の履歴や頸部腫瘤の存在など、
食道の解剖が通常と異なる場合には留置できない
ことがある。

3 胃

大阪国際がんセンター栄養腫瘍科・消化器外科・緩和ケアセンター ● **飯島正平** いいじま・しょうへい

胃 の形状

　胃は左右非対称の袋構造の消化管で、食物を一時的に貯留させる臓器です。入り口である噴門には逆流防止機構（17 ページ参照）が、出口である幽門には貯留用途に適した機構が存在します。胃は、食道と十二指腸の連続する部分を除くとほとんど固定されておらず、そのぶん食物を貯留させるために拡張・伸展することができます。

胃 の蠕動運動と消化吸収における役割

　胃に入ってきた食物は一度貯留されるため、急激に腸管へ流れ込みません。咀嚼によって食塊となっただけの食物は胃にとどまり、胃の拡張と蠕動運動により胃液や粘液と攪拌されます。次第に食材にも水分を含みどろっとした粥状になり、消化により適した性状に変わっていきます。

　通常、胃は収縮しており、蠕動運動も抑えられています。しかし、食物が貯留されることで胃の内圧が上昇し、拡張してくると、胃の中間あたり（体部）から蠕動運動がはじまります。蠕動はゆっくりとした収縮運動で、1 分間に 3 回程度、幽門に向かって収縮しながら蠕動波がすすみます。しかし、はじめは胃が拡張しつつ蠕動波が肛門側へすすみますが、幽門側に押し込まれる食物は蠕動による収縮輪を越えて逆戻りするために、胃内の食物はうまく攪拌されます。

　幽門は、通常は閉鎖、もしくは少しだけ開いた状態です。そのため、食物は流出することなく、いったん胃内に貯留させることができます。蠕動波が十二指腸に向かってゆっくりとすすむと、出口である幽門付近の圧が上昇し、幽門が大きく広がります。すでに圧は上昇しているので、一部の食物が十二指腸側に流入します。同時に蠕動波も弱まって幽門に過剰な圧をかけないようになっています。1 回の蠕動波で押し出せる食物量は限られて

いるため、個人差や食品にもよりますが、食物は食後数時間（2～5時間）程度は胃に存在しています。

　このように胃のはたらきによって、食物を消化しやすい形状に変えるとともに、消化吸収能力を超えるような小腸への食物流入が制御されています。これらは、食べたものをより効率的に吸収するための機能です。

　胃を切除すればこの機能が失われますが、ほかの残存消化管が胃の機能を代償する「適応」がすすみます。したがって、短期的には違和感があっても、食事をしていれば胃切除後の消化管構造に適した「適応」がすすんで、1年後には配慮は必要ながらも、ほぼもとどおりに近い食生活が可能となる人が多いです。ただし、切除範囲量が多い場合や術後早期に食事がすすまない状況で順応してしまうと、回復がむずかしいこともあります。

胃 から分泌されるもの

　胃から分泌されるものとして胃酸は有名ですが、粘液とともに消化管ホルモンも分泌されています。胃腺には噴門腺、固有胃腺、幽門腺などが存在し、固有胃腺の壁細胞からは胃酸が、主細胞からはペプシノーゲンが、副細胞からは粘液が、内分泌細胞からは消化管ホルモン（ガストリンやヒスタミンなど）が分泌されています。胃液量は1日に約2Lと、かなりの量になります。消化液一般にいえることですが、この水分量は、血液に由来しており、食後の血流増加が必要です。循環動態が不安定な状況では消化管への血流による血圧低下や頻脈への配慮が必要です。十分な消化液分泌がないと消化不良になりやすく、下痢によって水分が喪失し、逆に循環動態に悪影響を与えることがあります。

胃 瘻造設部位

　胃は周囲組織には直接固定されていないために、胃を拡張させると腹壁と胃が接するようになり、胃瘻造設が可能となります。しかし、胃瘻の存在は胃が腹壁と常時固定され、造設位置によっては胃の蠕動運動が障害される場合もあります。幽門付近に造設すると蠕動波が伝わりにくく、造設時に過伸展された状態で腹壁の下方に固定されると常時胃は伸展されてしまいます。胃からの排出には胃下半分の幽門側の蠕動が確保されることが重要です。

胃の解剖

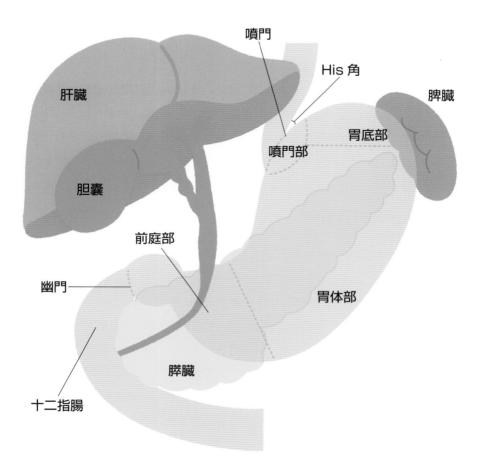

噴門

His 角

脾臓

肝臓

胃底部

噴門部

胆囊

前庭部

幽門

胃体部

膵臓

十二指腸

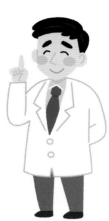

胃の形状

胃は左右非対称の袋構造の消化管で、食物を一時的に貯留させる臓器である。入り口である噴門には逆流防止機構があり、出口である幽門には貯留用途に適した機構がある。食道と十二指腸の連続する部分を除くと、胃のほとんどは固定されていないため、食物を貯留できるように拡張・伸展が可能となっている。

胃の役割と蠕動運動

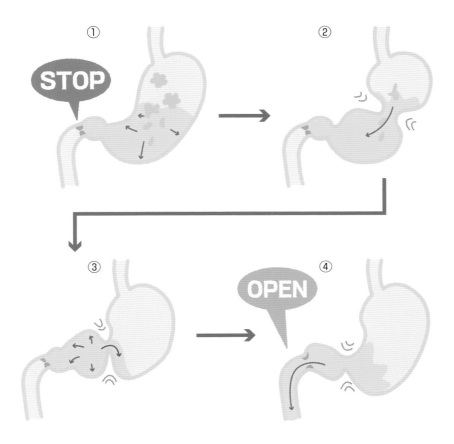

胃の蠕動運動

胃は食物を消化しやすい形状に変えるとともに、消化吸収能力を超えるような小腸への食物流入を制御する役割を担っている。

①胃に入ってきた食物は一度貯留される。胃に一時的に貯留されることで、急激に腸管へ流れ込まず、咀嚼によって食塊となっただけの食物が胃にとどまる。食物は胃の拡張と蠕動運動によって攪拌され、胃液や粘液とよく混ざって、水分を含んだ粥状になる。

②収縮していた胃は食物の貯留により内圧が上昇し、拡張してくる。胃の中間あたり（体部）から蠕動運動がはじまる。

③1分間に3回程度、幽門に向かって胃が収縮しながら蠕動波がすすむが、幽門側に押し込まれる食物は蠕動による収縮輪を越えて逆戻りするため、攪拌が起こる。蠕動波が十二指腸に向かってゆっくりとすすむと、出口である幽門付近の圧が上昇する。

④幽門が大きく広がって、十二指腸側に開く。すでに圧は上昇しているので、一部の食物が十二指腸側に流入する。

4 小腸

医療法人ちゅうざん会ちゅうざん病院副院長／金城大学客員教授 ● **吉田貞夫** よしだ・さだお

小腸の構造と消化・吸収

　小腸は、十二指腸、空腸、回腸の3つの部分からなり、その全長は6m前後にもおよびます。十二指腸は、胃の幽門からトライツ靱帯までの部分で、長さは30cmほどです。膵頭部と接する部分には、総胆管と膵管の開口部であるファーター乳頭があります。トライツ靱帯以降の口側5分の2（2.5m前後）が空腸、肛門側5分の3（3.5m前後）が回腸とされていますが、実際には連続しており、明確な境界はありません。空腸は内輪筋層が厚く回腸よりやや太いこと、回腸の腸間膜には脂肪組織が多いこと、回腸ではパイエル板などの腸管関連リンパ組織が発達していることなどの違いがみられます。回腸と盲腸、結腸との移行部を回盲部といい、盲腸と結腸の内容物が回腸へ逆流するのを防ぐバウヒン弁があります。

　小腸壁は、内側から粘膜、筋層、漿膜の3層で構成されます。その構造をさらに詳細に観察すると、粘膜は1mmほどの絨毛を形成し、その下には血管やリンパ管、神経などが走行する粘膜固有層があります。粘膜筋板、粘膜下層の外側には、内輪筋と外縦筋の2層の筋層があります。絨毛の間には腸陰窩（腸腺）があり、たんぱく質や二糖類を分解する酵素などが産生されます。腸陰窩の下部には上皮幹細胞が存在し、上皮細胞の自己複製が盛んに行われています。複製された上皮細胞は、成熟とともに絨毛の上部に移動し、やがて脱落するといったターンオーバーをくり返しています。小腸粘膜上皮細胞の寿命は1～数日で、人体のなかでももっともターンオーバーの早い部位といわれています。腸陰窩にはパネート細胞という特殊な細胞が存在し、抗菌物質を分泌して病原菌の侵入を防御するほか、上皮幹細胞の維持にも重要なはたらきをしていることがわかってきました。

　小腸の最大のはたらきは、消化・吸収です。効率よく消化・吸収を行うため、内腔と接触する面積を広くする機構が存在します。小腸内部を肉眼的に観察したときにみられる輪

状ひだ、顕微鏡的な微細構造として観察される絨毛、電子顕微鏡などで観察される刷子縁（微絨毛）です。これらの機構により、小腸全体での吸収面積は、およそ200m^2（テニスコート約1面分）にも達します。

　胃を通過した食物は十二指腸へ送られ、胃液、膵液、胆汁などのはたらきにより、たんぱく質、炭水化物、脂質などの消化が行われます。消化された栄養素は、空腸、回腸の絨毛から吸収され、ブドウ糖やアミノ酸などは毛細血管に、脂質はおもに乳糜としてリンパ管によって輸送されます。脂質のなかでも中鎖脂肪酸（MCT）は血管から門脈を経て、肝臓に運ばれます。ビタミンB$_1$、B$_2$はおもに十二指腸で、鉄、カルシウム、ビタミンA、葉酸はおもに十二指腸から空腸上部で、銅、亜鉛、ビタミンB$_6$はおもに空腸で、ビタミンC、D、E、K、マグネシウム、リン、セレン、クロム、マンガンは空腸・回腸全体にわたって、ビタミンB$_{12}$、胆汁酸はおもに回腸下部で吸収されます。

ホルモン分泌と免疫制御

●消化管ホルモンの分泌

　小腸には、消化・吸収以外にも重要なはたらきがあります。その一つが、消化管ホルモンの産生です。消化管ホルモンは、消化管の運動や消化液分泌の制御、糖の吸収、エネルギー代謝、食欲などの調節においても重要な役割を果たしています（24ページ表参照）[1]。下部小腸から回盲部、大腸に分布するL細胞は、グルカゴン様ペプチド-1、2（GLP-1、GLP-2）を分泌します。近年、GLP-1は、インスリン分泌を促進させることから、2型糖尿病の治療に応用されています。GLP-2は、小腸粘膜を増殖させる効果があり、短腸症候群、炎症性腸疾患、絶食による腸粘膜の萎縮などの治療に効果が期待されています。

●免疫の制御

　小腸、とくに回腸には、腸管関連リンパ組織（GALT）と総称される免疫システムが存在し、免疫の制御に重要な役割を演じています。粘膜のところどころに存在するパイエル板にはリンパ濾胞と胚中心があり、多数のリンパ球（B細胞、T細胞）などが集まっています。パイエル板の粘膜上皮には、M細胞、マクロファージ、樹状細胞などが存在し、抗原の認識、T細胞の活性化などを行っていることが知られています[1]。

●引用・参考文献

1）吉田貞夫．"見てわかる消化管の構造と機能"．見てわかる静脈栄養・PEGから経口摂取へ．吉田貞夫編．東京，学研メディカル秀潤社，2011，8-14，（ナーシングMOOK，65）．

小腸の構造

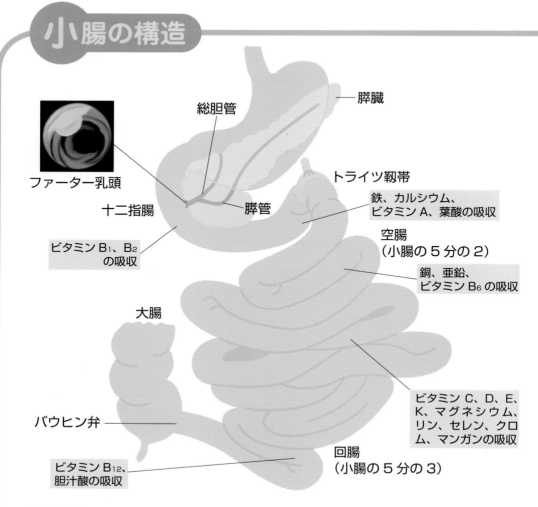

総胆管

膵臓

ファーター乳頭

十二指腸

膵管

トライツ靭帯

鉄、カルシウム、ビタミン A、葉酸の吸収

空腸
（小腸の 5 分の 2）

ビタミン B₁、B₂ の吸収

銅、亜鉛、ビタミン B₆ の吸収

大腸

ビタミン C、D、E、K、マグネシウム、リン、セレン、クロム、マンガンの吸収

バウヒン弁

回腸
（小腸の 5 分の 3）

ビタミン B₁₂、胆汁酸の吸収

表 ● 消化管ホルモンのはたらきと分泌細胞（文献 1 を参考に作成）

ホルモン名	おもな分泌部位	作用
ガストリン	胃幽門前庭部の G 細胞	胃酸分泌促進、ペプシノゲン分泌促進、胃運動促進、下部食道括約筋収縮など
コレシストキニン・パンクレオザイミン（CCK-PZ）	十二指腸、空腸の I 細胞	膵液分泌促進、胆嚢収縮、胆汁排出促進など
セクレチン	十二指腸の S 細胞	膵液、重炭酸分泌促進、胃酸分泌抑制、ガストリン分泌抑制など
胃抑制ペプチド（GIP）	胃〜十二指腸の K 細胞	胃酸分泌抑制、ペプシノゲン分泌抑制、胃運動抑制、インスリン分泌促進など
血管作動性小腸ペプチド（VIP）	上部小腸	胃酸分泌抑制、ガストリン分泌抑制、小腸の水・電解質排出促進、血管拡張
ソマトスタチン	十二指腸、上部小腸の δ 細胞	セクレチン・ガストリン分泌抑制、胃酸分泌抑制、消化液分泌抑制、水・電解質吸収促進、インスリン・グルカゴン産生・分泌の抑制
グレリン	胃の A-like 細胞	成長ホルモン（GH）分泌促進、食欲増強、心不全、カヘキシア、サルコペニアの防止など
グルカゴン様ペプチド-1（GLP-1）	下部小腸〜回盲部、大腸にある L 細胞	膵臓の β 細胞からのインスリン分泌を促進、膵 α 細胞からのグルカゴン分泌を抑制、胃排出速度を遅らせ、満腹感を増強、食欲を抑制
グルカゴン様ペプチド-2（GLP-2）	下部小腸〜回盲部、大腸にある L 細胞	小腸粘膜増殖刺激効果

小腸の微細構造

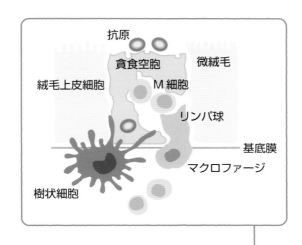

抗原
貪食空胞　　　　　　微絨毛
絨毛上皮細胞　　　M 細胞
リンパ球
基底膜
マクロファージ
樹状細胞

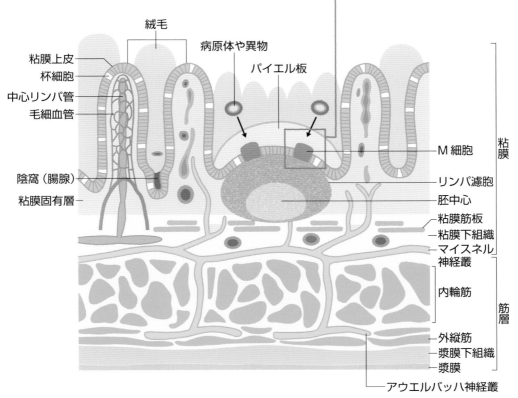

絨毛
病原体や異物
パイエル板
粘膜上皮
杯細胞
中心リンパ管
毛細血管
陰窩（腸腺）
粘膜固有層
M 細胞
リンパ濾胞
胚中心
粘膜筋板
粘膜下組織
マイスネル神経叢
内輪筋
外縦筋
漿膜下組織
漿膜
アウエルバッハ神経叢
粘膜
筋層

5 大腸

医療法人ちゅうざん会ちゅうざん病院副院長／金城大学客員教授 ● **吉田貞夫** よしだ・さだお

大腸の構造

　大腸は直径 5 〜 8cm、全長 1.5 〜 2m の管腔臓器で、盲腸、結腸、直腸の 3 つに分けられます。盲腸、結腸では、外側の縦走筋が集まって 3 本のひも状になっており、結腸ひもと呼ばれています。

　盲腸は回腸末端のバウヒン弁から 5 〜 6cm 下までの袋状の部分で、後内側には長さ 6 〜 7cm、太さ 1cm ほどの虫垂があります。

　結腸は、上行結腸、横行結腸、下行結腸、S 状結腸の 4 つの区間に分けられます。横行結腸は胃の大彎の前下方にあり、胃結腸間膜には脂肪が沈着し、大網を形成しています。

　直腸は、仙骨上端付近から仙骨の湾曲に沿って下行し、肛門に至るまでの部分で、Rs（直腸 S 状部）、Ra（上部直腸）、Rb（下部直腸）の 3 つに分けられます。Rs と Ra の境界は第 2 仙椎下縁、Ra と Rb の境界は腹膜翻転部です。肛門括約筋のある部分から肛門までの 3cm ほどの部分は肛門管と呼ばれています。肛門管の上部には内腔が広がった部分があり、直腸膨大部と呼ばれています。肛門括約筋には、内肛門括約筋と外肛門括約筋があり、排便のコントロールに重要です。内肛門括約筋は自律神経の支配を受ける不随意筋、外肛門括約筋は随意筋です。直腸下部には骨盤神経叢が存在し、排尿や性機能などにも関与しています。

大腸の機能

●食物繊維の発酵と水分・電解質の吸収

　大腸の最大の機能は、食物繊維の発酵と水分、電解質の吸収です。食物繊維は、大腸内に存在する腸内細菌によって分解・発酵され、酪酸などの短鎖脂肪酸（SCFA）を産生します（122 ページ参照）。腸内細菌は、ビタミン B 群やビタミン K の供給源ともなります。

大腸は、1日2Lほどの水分を吸収します。水分の吸収量は、便が大腸内を通過する時間に依存します。通過時間が短いと便の性状が液状に近づき、通過時間が長いと便の性状は兎糞状になります。便の性状の評価には、ブリストルスケールなどが使用されています。

　成人の糞便量は通常約150g/日（糞便中の水分量は約100～150mL/日）です。糞便量が200g/日以上（糞便中の水分量が200mL/日以上）の場合が下痢です。結腸では、便を直腸へと運ぶため、1日1～数回、大蠕動と呼ばれる強い蠕動が起こります。大蠕動は、胃に食物が入ってきた刺激などをきっかけに起こることが多く、胃結腸反射とも呼ばれています。便の水分量が減少したり、大腸の蠕動が低下することによって排便が困難になると、便秘となります。『慢性便秘症診療ガイドライン2017』では、「本来体外に排出すべき糞便を十分量かつ快適に排出できない状態」と定義されています[1]。海外では、ROME Ⅳによる定義[2,3]が広く用いられています。

● 神経組織としての機能と脳腸相関

　大腸には、自律神経以外に内在性腸管神経系（ENS）という複雑な神経システムが存在するといわれています。マイケル・ガーションは、この神経システムを「第二の脳」と呼びました。環境の変化や精神的ストレスなどが原因で、下痢や便秘を慢性的にくり返す疾患として、過敏性腸症候群が知られています。結腸の過敏性には、セロトニン搬送体（SERT）の減少によるセロトニンレベルの上昇が関与しており、セロトニン（5-HT$_3$）受容体を選択的に阻害する薬剤のラモセトロン塩酸塩が治療に使われています。

　近年、脳と腸の関係についても多くの研究が行われています。脳は、自律神経を介して腸にストレス刺激を伝えると（脳→腸シグナル）、腸管粘膜の炎症やバリア機能が低下し、行動や食欲などが変化することが知られています（腸→脳シグナル）[4]。こうした脳と腸の関係を「脳腸相関」と呼んでいます。脳腸相関には、セロトニンや消化管ホルモンなどのほか、腸内細菌叢（腸内フローラ）が重要な役割を演じていることもわかってきました。

● 引用・参考文献

1) 日本消化器病学会関連研究会慢性便秘の診断・治療研究会編. 慢性便秘症診療ガイドライン2017. 東京, 南江堂, 2017, 112p.
2) Drossman, DA. et al. Rome Ⅳ. Functional GI Disorders : Disorders of Gut-Brain Interaction. Gastroenterology. 150 (6), 2016, 1257-61.
3) 奥田由美ほか. "経腸栄養管理プラン：便秘". 経腸栄養：管理プランとリスクマネジメント. 吉田貞夫編. 東京, サイオ出版, 2015, 177-83.
4) 内藤裕二. 脳腸相関とは. 臨床栄養. 128 (6), 2016, 692-701.

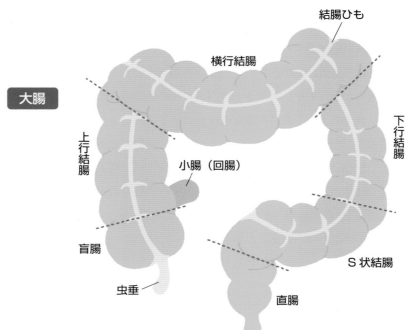

大腸

結腸ひも

横行結腸

上行結腸

下行結腸

小腸（回腸）

盲腸

S状結腸

虫垂

直腸

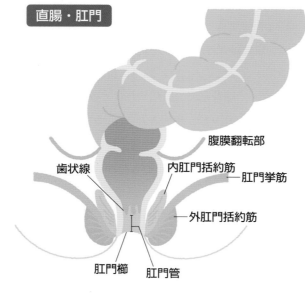

直腸・肛門

腹膜翻転部

歯状線

内肛門括約筋

肛門挙筋

外肛門括約筋

肛門櫛

肛門管

大腸・直腸・肛門の血流

大腸の血流は、盲腸、上行結腸、横行結腸近位部は上腸間膜動脈から、横行結腸、下行結腸、S状結腸、直腸上部は下腸間膜動脈から、直腸下部は内腸骨動脈から供給される。大腸を循環した血液の大部分は、上腸間膜静脈、下腸間膜静脈を経て門脈に運ばれるが、直腸下部からは門脈を経由せず、内腸骨静脈を経て下大静脈に流れ込む。坐薬を投与すると、血中濃度の上昇が速いのはこのためである。直腸下部の静脈は、門脈圧が上昇した際にシャントを形成し、痔核の原因となる。

便の評価

非常に遅い 約100時間	1	コロコロ便： 硬くコロコロの便（うさぎの糞のような便）
	2	硬い便： 短く固まった硬い便
	3	やや硬い便： 水分が少なく、ひび割れている便
消化器官の 通過時間	4	普通便： 適度な軟らかさの便
	5	やや軟らかい便： 水分が多く、やや軟らかい便
	6	泥状便： かたちのない泥のような便
非常に早い 約10時間	7	水様便： 水のような便

ブリストルスケール

大腸での水分の吸収量は、便が大腸内を通過する時間に依存する。通過時間が短いと、便の性状が液状に近づき、通過時間が長いと、便の性状は兎糞状になる。上記のブリストルスケールは、便の形状の評価に広く用いられている。

便秘の定義（文献1より）

『慢性便秘症診療ガイドライン2017』による便秘の定義は「本来体外に排出すべき糞便を十分量かつ快適に排出できない状態」としている。

Rome Ⅳによる便秘の定義
（文献2、3を参考に作成）

①下記の6項目のうち、2項目以上に該当する場合。
- 怒責しないと排便できないが排便時の25％以上。
- 兎糞状便あるいは硬便が排便時の25％以上。
- 残便感が排便時の25％以上。
- 直腸肛門の閉塞感が排便時の25％以上。
- 摘便、骨盤底の圧迫など用手的排便が25％以上。
- 排便回数が週3回未満。

②下剤を服用しないと軟便はほとんどみられない。

③過敏性腸症候群の診断基準に該当しない。

6 肝臓

岩手医科大学看護専門基礎講座教授 ● **遠藤龍人** えんどう・りゅうじん

肝 臓の解剖

　肝臓は右上腹部の横隔膜の下にある体内で最大の実質臓器です。成人では重さが1.2 〜 1.5kgあり、体重の2 〜 2.5％を占めます。肝臓に流入する血管は2本あり、胃、小腸、膵臓、脾臓に由来する静脈血を運ぶ門脈と、腹腔動脈からの動脈血を運ぶ肝動脈の二重の血管支配を受けています。両者は肝臓のなかで並走しており、肝に流入する血流の70 〜 80％は門脈に由来するとされています。一方、肝臓から流出する血管は肝静脈であり、肝臓の背面から出て下大静脈に流出し、最終的には心臓に至ります。

　肝臓の機能は肝小葉という機能的単位が集合して営まれており、中心には中心静脈が、辺縁には門脈域（グリソン鞘）が存在し、肝細胞が中心静脈から放射状に配列した円柱構造をしています。門脈枝および肝動脈枝から中心静脈に至る血管は類洞と呼ばれ、一般の毛細血管内皮とは異なり基底膜がなく、肝細胞との間で栄養素などのさまざまな物質交換が行われています。また、隣接する肝細胞の間には毛細胆管が網目状に走っており、肝細胞から分泌された胆汁（胆汁酸、リン脂質、たんぱく成分、コレステロール、ビリルビン）が類洞の血流の方向とは逆の門脈域に向って流れ、小葉間胆管を経て最終的には十二指腸に排泄されています。

肝 臓のはたらき

　肝臓は、栄養の処理（合成、異化、貯蔵、供給）、薬物や毒物の処理（解毒、代謝）、胆汁の合成・分泌などのさまざまなはたらきをしていることから、栄養・代謝の中心臓器、いわば私たちの体の「化学工場」ともいえます。

　消化・吸収された食物由来の成分は、流入血管である門脈を経て肝に流入し、肝細胞の多様な代謝経路によって生体で利用可能な栄養素（糖質、たんぱく質、脂質、ビタミン、

表 ● 肝機能不全の 4 徴候

●体に必要な栄養素・機能物質がつくられない→必要な物質の不足
　低アルブミン血症→浮腫、腹水
　血液凝固因子の欠乏→出血傾向
●体に不要・有害な毒素が解毒・代謝できない→不要な物質の蓄積
　高アンモニア血症ほか→肝性脳症
　高ビリルビン血症→黄疸

ホルモン）に合成もしくは代謝されます。また、門脈血中に吸収されたアルコールや薬物、毒物もおのおのの代謝経路によって代謝あるいは解毒されます。腸内細菌由来のアンモニアの多くは肝細胞の尿素サイクルにおいて尿素に代謝されるため、血中アンモニア濃度を低値に保つことができます。このほかにも肝細胞ではビリルビン代謝（グルクロン酸抱合）や胆汁酸の合成が行われています。食物から摂取した脂質の吸収に必要な胆汁酸はコレステロールより生成され、回腸末端で約95％が再吸収された後、再度肝臓で利用されます（腸肝循環）。残りの約5％は腸内細菌によって分解され、肝において再び利用されます。

　肝臓で合成・代謝・解毒されたこれらの物質は、類洞の血液中に排泄されたものは中心静脈から肝静脈を経て体循環に流出し、細胆管に排泄されたものは胆汁成分として毛細胆管から胆管を経て十二指腸に排泄されます。

肝臓が障害を受けた場合の徴候と栄養とのかかわり

　肝臓は1kg以上の大きな臓器で予備力が大きく、生命を維持するための最低限の必要量は標準肝重量の約35～40％とされています。また、肝臓の一部を切除してももとの大きさに戻る再生能力がきわめて大きいことも特徴です。一方、病気ではたらきが損なわれても症状が出にくいことから、「沈黙の臓器」とも呼ばれています。肝炎や肝硬変などで肝臓の機能が廃絶すると「肝機能不全」を来し、合成能の低下は生体にとって必要な栄養素や血液凝固因子の不足を来し、解毒・代謝・排泄能の低下は不要・有害物質の蓄積をもたらすことにより、肝不全徴候（黄疸、腹水・浮腫、出血傾向、肝性脳症）が出現します（表）。

●引用・参考文献
1） 遠藤龍人ほか．“肝疾患”．キーワードでわかる臨床栄養令和版．岡田晋吾編．東京，羊土社，2020，333-6．
2） 遠藤龍人ほか．“肝硬変”．管理栄養士のための疾患・症状・身体のはたらきイラスト事典．本田佳子編．大阪，メディカ出版，2012，28-31．
3） 加藤眞三．“肝胆膵疾患”．なるほどなっとく！内科学．浅野嘉延編．東京，南山堂，2016，224-7．

肝臓の構造とはたらき

肝臓と他臓器との関連

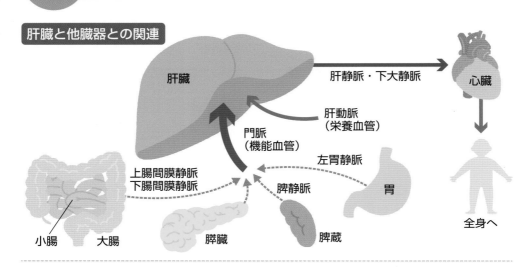

肝の機能的単位（肝小葉）の構造

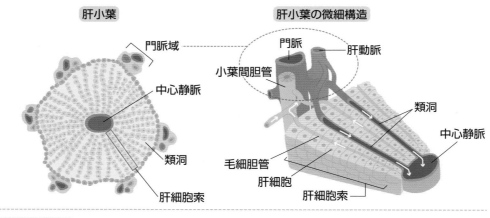

類洞の構造

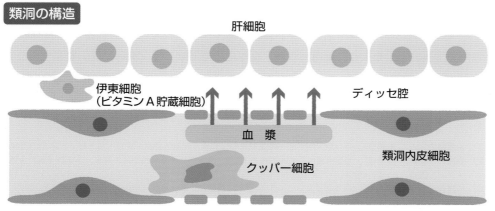

肝臓で合成され血中に分泌される物質

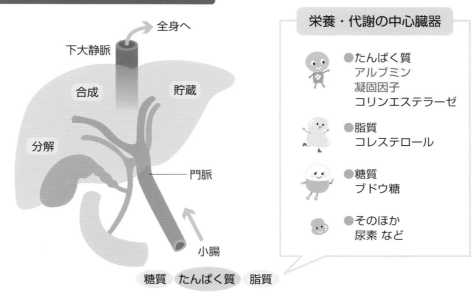

全身へ

下大静脈

合成

貯蔵

分解

門脈

小腸

糖質　たんぱく質　脂質

栄養・代謝の中心臓器

- ●たんぱく質
  アルブミン
  凝固因子
  コリンエステラーゼ

- ●脂質
  コレステロール

- ●糖質
  ブドウ糖

- ●そのほか
  尿素 など

肝機能不全に陥ると、アルブミンや凝固因子が低下する

肝臓で代謝・解毒され血中から除去・排出される物質

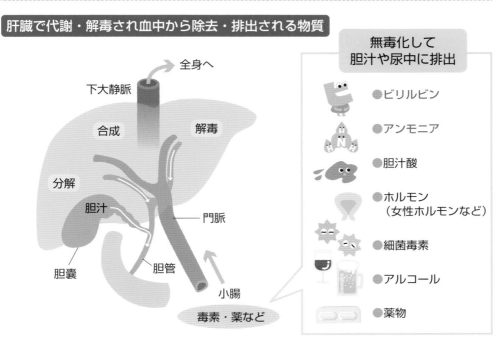

全身へ

下大静脈

合成

解毒

分解

胆汁

門脈

胆嚢

胆管

小腸

毒素・薬など

無毒化して胆汁や尿中に排出

- ●ビリルビン
- ●アンモニア
- ●胆汁酸
- ●ホルモン
  （女性ホルモンなど）
- ●細菌毒素
- ●アルコール
- ●薬物

肝機能不全に陥ると、ビリルビンやアンモニアが増加する

7 胆嚢・胆管

県立広島病院消化器・乳腺・移植外科部長／栄養管理科主任部長 ● **眞次康弘** まつぐ・やすひろ

胆嚢・胆管の解剖 [1]

　肝外胆道系（肝外胆管、胆嚢、十二指腸乳頭部）について解説します。肝外胆管は胆汁の通路で、左右・総肝管と総胆管からなります。総肝管は左右肝管が合流してはじまり、胆嚢管合流部（三管合流部）より下流が総胆管です。十二指腸背側を通って膵臓内を走行します。総肝管から十二指腸乳頭部までの長さは約8cmで、径は10mm未満です。

　胆嚢は洋梨状で底部・体部・頸部に区分されます。底・体部は肝臓に固定され、容量は約50mLで胆汁を貯蔵します。胆嚢管は内腔にラセン状弁があり、頸部とともに胆石が嵌頓しやすい場所です。胆管合流形式にはさまざまな変異があるため外科的に重要です。

　十二指腸乳頭部は総胆管と主膵管の終末部で、十二指腸下行脚に開口します。各導管は十二指腸壁内で合流します。ここにはオッジ括約筋が存在し、胆汁と膵液の混合や、腸液の逆流を防止します。膵・胆管合流異常は、総胆管と膵管が十二指腸壁外で合流する先天性形成異常です。

胆嚢・胆管（胆汁）の機能

　胆汁は肝臓で合成され、1日分泌量は約500〜1,000mLです。アルカリ性で成分は水と電解質、胆汁酸、ビリルビン、コレステロール、レシチン（リン脂質）です。絶食中は、オッジ括約筋は緊張しており、胆汁は胆嚢内に貯蔵され、水・電解質が吸収されて5〜10倍まで濃縮されます。食事刺激（副交感神経：迷走神経）によりオッジ括約筋が弛緩し、胃から十二指腸内へ食物が流入すると十二指腸と上部空腸粘膜から消化管ホルモンのセクレチンとコレシストキニン（CCK）が分泌されます。セクレチンは膵臓では重炭酸と水、肝臓・胆道では重炭酸の分泌を、CCKは膵酵素分泌と胆嚢収縮を促進させます [1]。

　胆汁酸は消化酵素ではありませんが、洗剤と同じで脂質を取り囲んで消化液中に溶かし

ます。この現象を乳化といいます。乳化により脂質と膵リパーゼの接触面積は拡大し、消化が効率よくすすみます。トリグリセリドは遊離脂肪酸とモノグリセリドまで消化され、脂溶性ビタミンやコレステロールとともに胆汁酸に取り囲まれた小粒子（ミセル）を形成して、小腸粘膜から吸収されます。重炭酸は胃酸を中和して膵リパーゼ活性を保ち、胆汁酸によるミセル形成を促進します。胆汁酸は回腸終末部で能動的に吸収され、肝臓から胆汁中に再分泌されます（腸肝循環）。

胆嚢・胆管の病気：胆石症 [2]

　胆汁組成が変化して沈殿したものが胆石で、結石成分によりいくつか種類があります。①コレステロール結石（コ石）：コレステロールは胆汁酸、レシチンとミセルを形成して胆汁中に溶けていますが、コレステロールが過剰、あるいは胆汁酸が減少すると結晶化し、胆嚢収縮能低下を伴うと濃縮されて結石になります。②ビリルビンカルシウム結石（ビ石）：肝臓で代謝された抱合型ビリルビンは胆汁中に溶けていますが、細菌感染により脱抱合し、カルシウムと結合して結石を生じます。③黒色石：ビリルビンや重金属を含む結石ですが成因は不明です。溶血性貧血や肝硬変患者に多いことが知られています。

　胆石はできる場所により、胆嚢結石、総胆管結石と肝内結石（本稿割愛）に分類されます。胆嚢結石は 50 〜 60 歳、肥満傾向の女性、中心肥満の男性に多く、胆石全体の 75% を占めます。総胆管結石は 70 〜 80 歳の高齢者に多く、25% を占めています。胆嚢結石の 60% はコ石で、黒色石も増加傾向です。総胆管結石は感染によるビ石が優位でしたが、最近はコ石が増加して約 50% を占めています。原因は胆嚢からの落下結石増加です。

　症状は心窩部から右上腹部にかけての疝痛、黄疸、発熱です。最近は無症状例も増加しています。黄疸は結石による胆汁流出障害が原因の閉塞性黄疸で、総胆管結石に多く、血液中の直接型ビリルビンやコレステロールが上昇します。発熱は急性胆嚢炎や胆管炎などの感染合併を考えます。

　治療は、胆嚢結石は腹腔鏡的胆嚢摘出術、総胆管結石は内視鏡的総胆管結石摘出術が主流です。急性胆管炎は容易に急性閉塞性化膿性胆管炎に進行して重篤化するので、すみやかな胆道ドレナージが必要です。

● 引用・参考文献
　1）合田敏尚ほか. ビジュアル臨床栄養百科：臨床栄養の基礎. 東京，小学館，1996.
　2）日本胆道学科学術委員会. 胆石症に関する 2013 年度全国調査結果報告. 胆道. 28（4），2014，612-7.

肝外胆道系

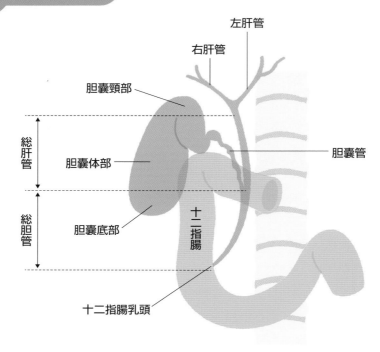

左肝管

右肝管

胆嚢頸部

総肝管

胆嚢管

胆嚢体部

総胆管

胆嚢底部

十二指腸

十二指腸乳頭

十二指腸乳頭部

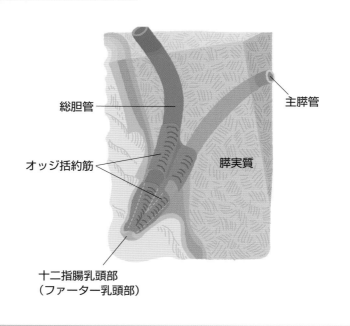

総胆管

主膵管

オッジ括約筋

膵実質

十二指腸乳頭部
（ファーター乳頭部）

胆汁・膵液分泌調節

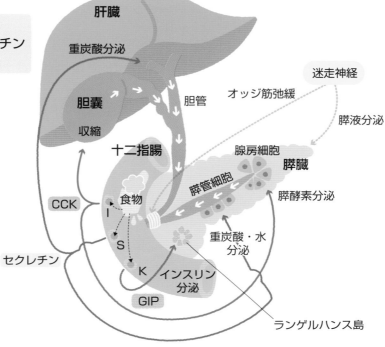

I 細胞：CCK
S 細胞：セクレチン
K 細胞：GIP

肝臓
重炭酸分泌
胆嚢
収縮
胆管
オッジ筋弛緩
迷走神経
膵液分泌
十二指腸
腺房細胞
膵臓
膵管細胞
膵酵素分泌
CCK
食物
I
S
セクレチン
K
GIP
重炭酸・水分泌
インスリン分泌
ランゲルハンス島

脂質の消化・吸収

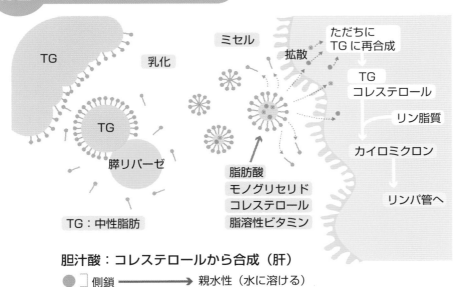

TG
乳化
ミセル
拡散
ただちにTGに再合成
TG
TG
膵リパーゼ
TG
コレステロール
リン脂質
カイロミクロン
脂肪酸
モノグリセリド
コレステロール
脂溶性ビタミン
リンパ管へ
TG：中性脂肪

胆汁酸：コレステロールから合成（肝）

側鎖 ⟶ 親水性（水に溶ける）
ステロイド核 ⟶ 疎水性（油に溶ける）

8 膵臓

県立広島病院消化器・乳腺・移植外科部長／栄養管理科主任部長 ● **眞次康弘** まつぐ・やすひろ

膵臓の解剖

　膵臓は腹部消化器のうちもっとも背側（後腹膜腔）に位置し、高さは心窩部と臍の間、胸腰椎移行部で、長さ15cm、幅3～5cm、厚さ2cm、重さ75gの消化器官です。外科的には頭部・体部・尾部に区分します。頭部は十二指腸に囲まれ、総胆管が内部を走行します。頭部と体部は門脈で境され、体部の腹側には胃、背側には大動脈や上腸間膜動脈が通り、体尾部の境は大動脈左縁で尾部には脾臓が位置します。

　膵臓は膵酵素を消化管に分泌する腺房細胞、ホルモンを血液中に分泌する内分泌細胞（ランゲルハンス島）、および重炭酸と水を分泌し、膵液の通路となる膵管から成り立ちます。ランゲルハンス島は膵組織の1～2％を占め、数は100万個以上で膵全体に分布します。膵酵素は腺房細胞から分枝膵管に分泌され、分枝膵管は合流をくり返して主膵管となり、最終的に総胆管と合流して十二指腸内へ注ぎます。

膵臓の機能

●外分泌機能（膵液分泌）

　膵液はアルカリ性で主成分は膵酵素、重炭酸および水・電解質、1日分泌量は1,000～1,500mLです。一般に膵外分泌機能は副交感神経（迷走神経）刺激で亢進し、交感神経刺激で抑制されますが、消化管ホルモンによる調節も重要です。膵酵素は3大栄養素を消化し、至適pHは中性です。たんぱく質分解酵素前駆体のトリプシノーゲンは十二指腸粘膜のエンテロキナーゼにより活性化してトリプシンとなり、これが引き金となってすべての膵酵素前駆体は活性化し、たんぱく質をペプチドまで消化します。膵アミラーゼはでんぷんなど多糖類をオリゴ糖、二糖類まで消化します[1]。

●**内分泌機能（ホルモン分泌）**

ランゲルハンス島のなかにα細胞、β細胞、δ細胞があり、70％がインスリンを分泌するβ細胞、25％はグルカゴンを分泌するα細胞、5％がソマトスタチンを分泌するδ細胞です。インスリン分泌は副交感神経刺激、血糖値上昇、インクレチン刺激（GIP、GLP-1）などにより亢進し、アドレナリンやノルアドレナリン（交感神経）で抑制されます（外科的糖尿病）。インスリンはブドウ糖、アミノ酸、脂肪酸の細胞内利用にはたらき、グルカゴンは反対に作用します。ソマトスタチンはすべての消化管ホルモン分泌を抑制します。

膵 臓の病気

急性膵炎は、たんぱく質分解酵素が腺房細胞内で活性化して自己消化を起こす疾患です。アルコール多飲（男性に多い）と、胆石（女性に多い）が2大成因です。初発症状は突然起こる激しい上腹部痛・背部痛で、重症化すると死亡率は10％、栄養管理は早期経腸栄養が有用です。軽症例の食事は低脂肪食（脂質20％以下）で再開します。

慢性膵炎は、膵臓に慢性的な炎症が加わり、徐々に線維化が進行して膵機能が低下する疾患です。大量飲酒（エタノール60g/日以上）を10〜15年以上続けると発症リスクが高くなりますが、すべての大酒家に発生するわけではありません。おもな症状は腹痛で、進行すると腹痛は消失し、消化不良と糖尿病が現れます。外分泌機能低下には高力価膵消化酵素補充薬（パンクレリパーゼ：リパクレオン®）を投与します。内分泌機能低下（膵性糖尿病）にはインスリン治療が必要ですが、グルカゴン分泌障害もあるので低血糖に要注意です[2]。

いわゆる「膵臓がん」とは膵管から発生する浸潤性膵管がんを指し、膵腫瘍の90％を占め、約70％は膵頭部に発生します。初発症状は腹痛・背部痛、黄疸、体重減少、糖尿病です。とくに中年以降の急な糖尿病発症や糖尿病患者での原因不明の悪化例には要注意です。唯一の根治治療は外科切除ですが、補助化学療法も必須です。膵臓がんは低栄養に陥りやすく、術前から術後遠隔期まで継続する栄養管理が必要です[3]。

●**引用・参考文献**

1) 大村健二ほか. 新・栄養塾. 東京, 医学書院, 2020, 288p.
2) 早川哲夫ほか. 慢性膵炎の治療指針の改訂について. 厚生省特定疾患難治性膵疾患調査研究班昭和62年度研究報告書. 1988, 23-7.
3) 眞次康弘ほか. 膵頭十二指腸切除術における術後回復力強化（Enhanced Recovery After Surgery）プログラムの安全性と有用性の検討. 外科と代謝・栄養. 50（5）, 2016, 297-305.

膵臓と膵外分泌機能

膵臓と周辺臓器

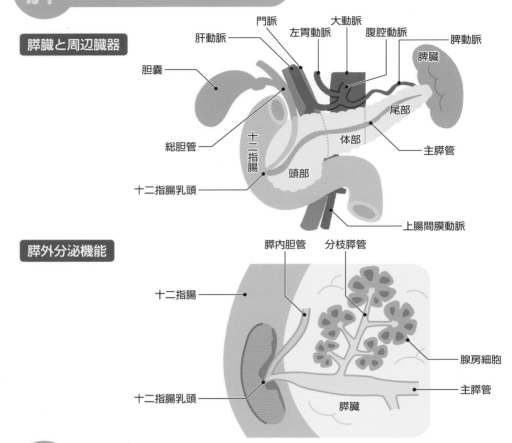

門脈　肝動脈　左胃動脈　大動脈　腹腔動脈　脾動脈　脾臓　胆嚢　尾部　総胆管　十二指腸　体部　主膵管　十二指腸乳頭　頭部　上腸間膜動脈

膵外分泌機能

膵内胆管　分枝膵管　十二指腸　腺房細胞　十二指腸乳頭　主膵管　膵臓

ランゲルハンス島

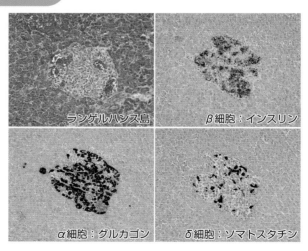

ランゲルハンス島　β細胞：インスリン　α細胞：グルカゴン　δ細胞：ソマトスタチン

たんぱく質の管腔内消化

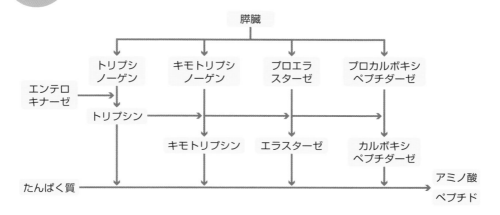

慢性膵炎の臨床経過と組織所見

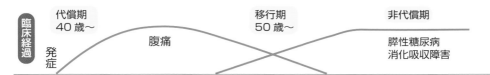

臨床経過	代償期 40歳～	移行期 50歳～	非代償期
	発症　腹痛		膵性糖尿病 消化吸収障害

治療方針	1）急性増悪時は急性膵炎に準じた治療 2）間欠期の治療　①食事療法　②薬物療法　③外科的治療	①糖尿病の治療 ②食事療法 ③消化吸収障害の治療（薬物療法）

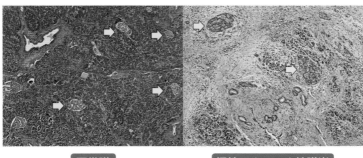

正常膵　　　　　　　　慢性アルコール性膵炎

⇨：ランゲルハンス島

慢性アルコール性膵炎
小葉間優位の線維化
腺房細胞の脱落
炎症細胞浸潤
ランゲルハンス島の孤立性残存

9 腎臓

兵庫医科大学病院薬剤部薬剤部長 ● 木村健 きむら・たけし

腎臓のはたらきと腎機能障害による栄養素への影響

腎臓は、血液を濾過して余分な水分や酸・電解質、老廃物を尿として排泄し、必要な物質を尿細管で再吸収して、体内を一定の環境に維持する重要な臓器です。また、赤血球の産生を促進するホルモンをつくり、カルシウムや骨代謝に作用するビタミンDを活性化するはたらきもあります。

●水分と食塩

急激に腎臓の血液を濾過する能力が低下した急性腎不全（急性腎障害、AKI）では、多くの場合、尿量が減少します。長期間かけて腎機能が低下した慢性腎不全（慢性腎臓病、CKD）では、比較的多尿となり、夜間に尿量が増えることが特徴です。しかし、さらに腎障害が進行すると尿量が減少し、乏尿になります。そのため、腎機能に応じた水分摂取量とする必要があります。腎臓の濾過量が低下すると、水とナトリウムの排泄が十分に行えなくなります。また、食塩をたくさんとると細胞外液中のナトリウム濃度が高くなり、濃度をうすめようと体液量の増加をまねき、水とナトリウムが体内にたまり、浮腫や血圧が上昇するため、食塩制限が必要となります。

●電解質

腎機能の低下によって、カリウムの排泄が低下し、高カリウム血症の原因となります。また、腎機能の低下によって酸（水素イオン）の排泄が低下すると、酸塩基平衡を保つための重炭酸（炭酸水素）イオンが消費され、血液中の水素イオンが増加（代謝性アシドーシス）します。血液中の水素イオンが多くなりすぎたら、細胞内のカリウムイオンと交換されるため、血液中のカリウムが上昇します。カリウムはほとんどの食品に含まれているため、調理法を工夫したり、カリウム含有量の多い食品の摂取を控えることが必要です。また、腎機能の低下によってリンの排泄が低下し、高リン血症となります。

●ビタミン

腎不全ではビタミンDの活性化が障害され、腸管からのカルシウムの吸収が低下します。血液中のカルシウムの低下により、副甲状腺からホルモンが分泌され、骨からカルシウムが放出されます。

●たんぱく質

たんぱく質は分解され、窒素代謝産物（尿素窒素、クレアチニンなど）に変換されます。腎不全が進行するとこれらの代謝産物の排泄が低下して体内に蓄積し、尿毒症症状が現れます。過剰に摂取されたたんぱく質は、体内に蓄えられることなく分解されて、腎臓より排泄されるため、腎臓への負担を軽減するためにも、たんぱく質の摂取が過剰にならないようにする必要があります。リン含有量の多い食品はたんぱく質の量も多く、またカルシウム含有量の多い食品はリンの含有量も多いので、適正な量のたんぱく質を摂取することが大切です。

●糖質

腎不全では耐糖能異常が認められることがあります。一方、腎機能の低下に伴って、インスリンの半減期が延長することによる低血糖が起こることもあり、注意が必要です。CKDでは病期に応じた適切な摂取エネルギーとします。慢性腎不全では、低たんぱく質であるでんぷん製品の使用もすすめられます。

●脂質

腎機能の低下に伴って、リポたんぱくリパーゼ（LPL）活性が低下することが知られており、超低比重リポたんぱく（VLDL）の増加や、高比重リポたんぱく（HDL）の低下がみられます。また、脂質異常症はCKDの発症、進行および心血管疾患の発症の危険因子のため、総エネルギー摂取量、栄養素配分、コレステロール摂取量の適正化を図ります。外因性脂質であるカイロミクロンを形成することの少ない中鎖脂肪酸（MCT）製品を用いることもすすめられています。

急性腎不全と慢性腎不全

急性腎不全では、多くの場合、尿量が減少します。急性腎不全の原因はさまざまですが、適切な治療によって腎機能は回復する可能性があります。

CKDの原因として、糖尿病性腎症や慢性糸球体腎炎、高血圧などがあげられます。CKDではもとの正常な状態に回復することはないため、進行を遅らせ、合併症が現れないようにすることが大切です。また、病期に応じた食事療法基準が示されています。

腎臓の構造

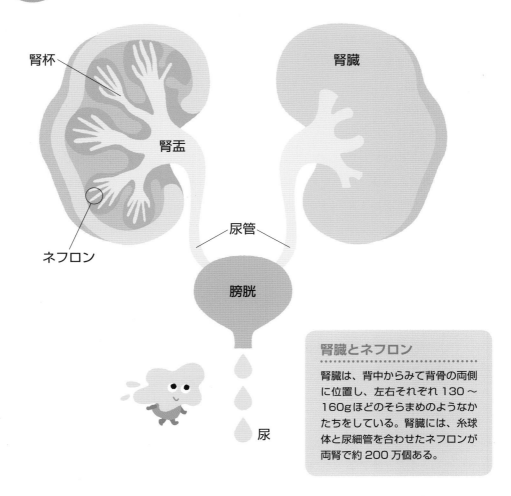

腎杯

腎臓

腎盂

ネフロン

尿管

膀胱

尿

腎臓とネフロン

腎臓は、背中からみて背骨の両側に位置し、左右それぞれ 130 〜 160g ほどのそらまめのようなかたちをしている。腎臓には、糸球体と尿細管を合わせたネフロンが両腎で約 200 万個ある。

腎臓のおもなはたらき

- ●水分調整：尿の量や濃度を調節することにより、体内の水分量を調節する。
- ●電解質バランスの維持：ナトリウム（Na）、クロール（Cl）、カリウム（K）、マグネシウム（Mg）などの電解質濃度を調節する。
- ●酸塩基平衡の維持：重炭酸イオン（HCO_3^-）を再吸収し、水素イオン（H^+）を排泄することにより、酸塩基平衡を保つ。
- ●老廃物の排泄：血液を濾過して老廃物を尿中へ排泄する。
- ●造血ホルモンの産生：赤血球の産生を促進するエリスロポエチンを産生する。
- ●血圧の調整：血圧を上昇させるレニンや、血圧を下降させるカリクレインやキニンを産生する。
- ●ビタミン D の活性化：ビタミン D を活性化し、腸管からのカルシウム（Ca）の吸収を促進させる。骨に作用して血液中のカルシウム濃度を上昇させる。

ネフロンの構造

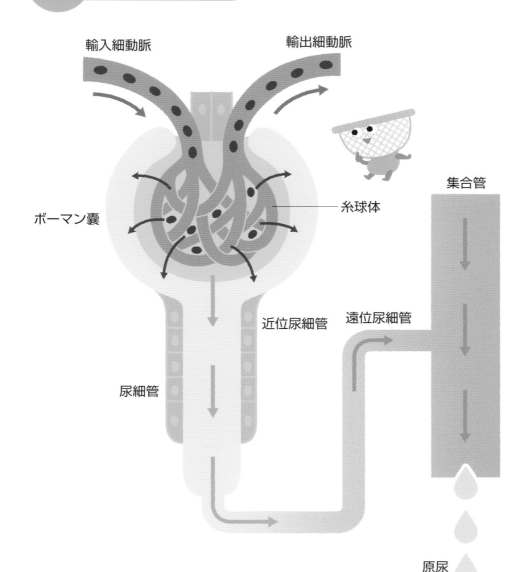

輸入細動脈

輸出細動脈

糸球体

ボーマン嚢

集合管

近位尿細管

遠位尿細管

尿細管

原尿

ネフロン＝糸球体＋尿細管

糸球体は血液を濾過する、ざるの網の目のような役割があり、網の目よりも小さい物資が水とともに排泄される。尿細管は、必要なものの再吸収と不必要なものを排出する役割がある。

MEMO

....
....
....
....
....
....
....
....
....
....
....
....
....
....

3大栄養素の
はたらきと
代謝

1 解糖系

大阪国際がんセンター栄養腫瘍科・消化器外科・緩和ケアセンター●**飯島正平** いいじま・しょうへい

解 糖系とは

　ブドウ糖は酸素とともに酸化されてエネルギーを得るための基質で、炭素を6つ有する構造（六炭糖）です。この炭素は最終的に炭酸ガスにすべて分解されます。解糖系を経て、TCAサイクルにより得られた水素を酸素に伝達することで高エネルギーのATPを得ており、ブドウ糖1gでは約4kcalのエネルギーが産生されます。

　解糖系はこのブドウ糖代謝の最初の段階に相当します。細胞質内で進行する10個の反応で最終的にピルビン酸に代謝されます。続いてミトコンドリア内で行われる酸素が必要なTCAサイクルで、入り口の基質であるアセチルCoAに代謝されます。

　解糖系は嫌気的代謝であり、無酸素状態であってもピルビン酸まで分解されます。ピルビン酸以降の代謝については、酸素の存在下であればミトコンドリア内で酸化的脱炭素を受けアセチルCoAとなって、TCAサイクルに入ります。しかし、嫌気的環境では酸化的脱炭素を受けることができず、解糖系で得られたNADHにより還元されて乳酸に代謝されます。

解 糖系の実際

●第1段階：不安定化

　解糖系では、グルコース（ブドウ糖）が順次ATPを利用して（エネルギーを消費して）2回リン酸化を受けます。この間、長期保存可能な安定した構造のブドウ糖は代謝されやすい不安定なものとなります。

●第2段階：六炭糖1分子から三炭糖2分子へ

　次に6つの炭素を有する不安定化した糖鎖骨格が分割されて、より小さな代謝されやすい3つの炭素をもつ糖鎖（三炭糖）と、第1段階で受けとった1つのリン酸をもつグリセ

48　　Nutrition Care 2020 秋季増刊

ルアルデヒドリン酸 2 分子に分解されます。

●第 3 段階：脱水素 ATP 産生

ここからが ATP 産生です。まず、無機リンが脱水素と同時に取り込まれリン酸化されます。ここまでに取り込んだ合計 4 分子のリン酸が順次脱リン酸化され ATP が産生されます。最終的にはリン酸をもたない炭素 3 つのピルビン酸まで分解されます。

解 糖系で注意すべきこと

●解糖系での ATP 産生量

解糖系は本来エネルギー（ATP）産生の経路ですが、代謝をすすめるにあたり 2ATP を消費したあと 4ATP を合成し、解糖系全体では差し引き 2ATP が産生されることとなります。これは ATP 合成に必要なリン酸の解糖系内での収支を考えましょう。ブドウ糖は第 1 段階で六炭糖時に ATP からのリン酸化を 2 回受けます（リン酸は 2 分子）。第 2 段階では三炭糖に分解され、1 分子ずつに分割されます（リン酸分子数は変わらず）。第 3 段階では無機リンを取り込んで 1 分子の三炭糖につき 2 分子リン酸をもつことになります（リン酸は 4 分子）。この段階で、はじめのブドウ糖 1 分子から換算すると、合計 4 分子のリン酸が存在します。この 4 分子のリン酸から 4 分子の ATP が合成されます。

●ビタミン B_1

ピルビン酸以降の代謝については、酸素の存在下であれば次の段階である TCA サイクルに流れ込むために、アセチル CoA に代謝されることが必要です。ピルビン酸は酸化的脱炭素を受けますが、補酵素としてビタミン B_1 が必要です。ビタミン B_1 欠乏では酸素存在下でもアセチル CoA への代謝は制限を受け、乳酸に代謝されてしまいます。ビタミン B_1 は早期に欠乏しやすく、ブドウ糖投与時には同時投与を心がけましょう。

●解糖系に存在する 3 ヵ所の不可逆的反応

解糖からはじまるエネルギー産生は生命維持に重要な代謝であり、状況に応じた適切な代謝制御のシステムを備えています。ブドウ糖により各組織では常時エネルギーが産生されていますが、食事からの供給は常時ではないため、食後にはエネルギー産生に利用しない不要分は解糖系をさかのぼりブドウ糖合成する「糖新生」の経路で、保存に適したかたちにブドウ糖を変換保存して（グリコーゲン）、必要時に少しずつ糖を供給するしくみがあります。解糖系と糖新生は原則両方向同じ酵素で受けていますが、3 ヵ所では双方向異なる律速段階酵素が存在し、この存在により分解と合成のバランスを制御しています。

解糖系の流れ

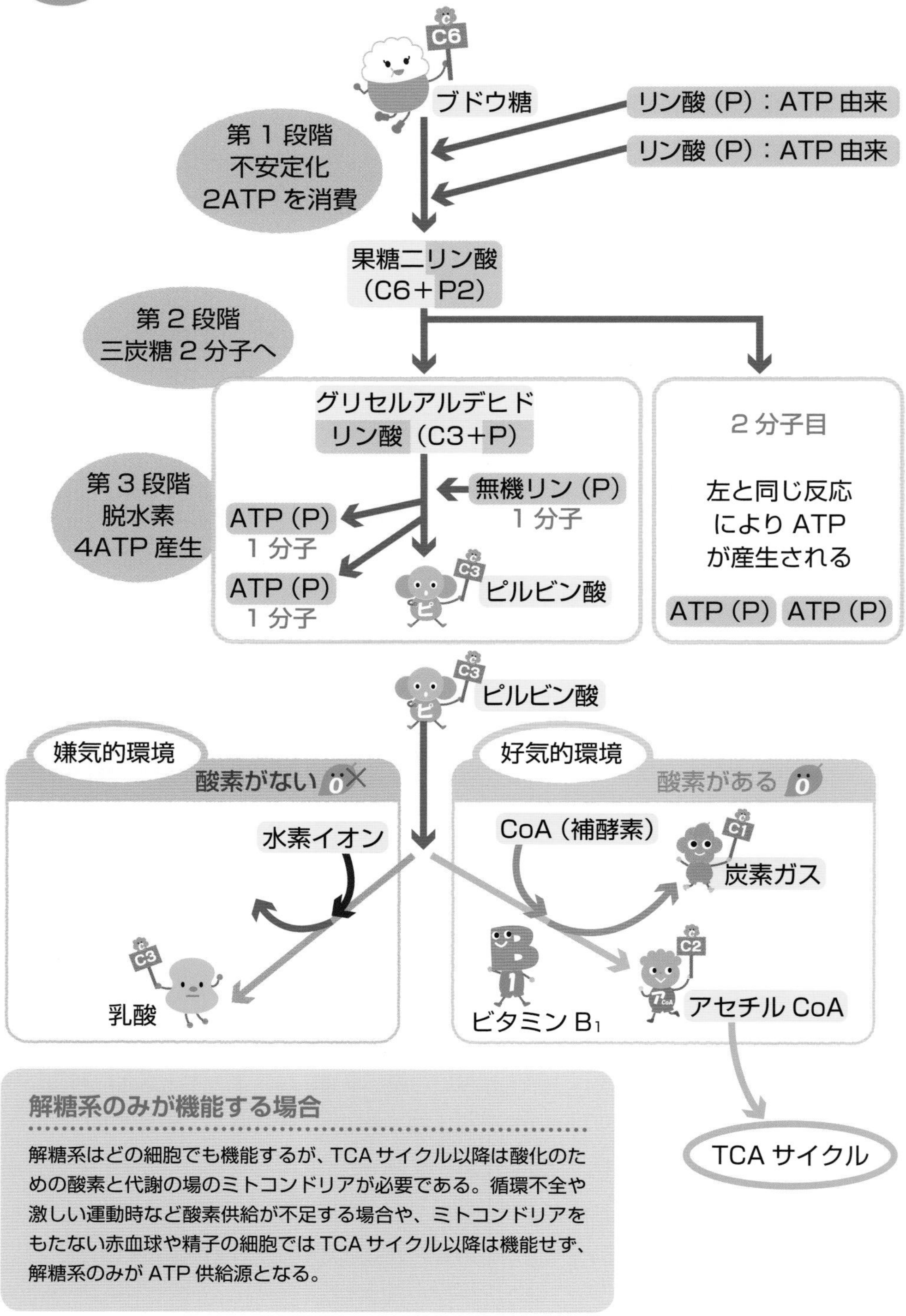

C6
ブドウ糖

リン酸（P）：ATP 由来

リン酸（P）：ATP 由来

第 1 段階
不安定化
2ATP を消費

果糖二リン酸
（C6＋P2）

第 2 段階
三炭糖 2 分子へ

グリセルアルデヒド
リン酸（C3＋P）

2 分子目

左と同じ反応
により ATP
が産生される

ATP（P）　ATP（P）

第 3 段階
脱水素
4ATP 産生

無機リン（P）
1 分子

ATP（P）
1 分子

ATP（P）
1 分子

C3
ピルビン酸

C3
ピルビン酸

嫌気的環境
酸素がない O ×

水素イオン

C3
乳酸

好気的環境
酸素がある O

CoA（補酵素）

C1
炭素ガス

ビタミン B1

C2
アセチル CoA

TCA サイクル

解糖系のみが機能する場合

解糖系はどの細胞でも機能するが、TCA サイクル以降は酸化のための酸素と代謝の場のミトコンドリアが必要である。循環不全や激しい運動時など酸素供給が不足する場合や、ミトコンドリアをもたない赤血球や精子の細胞では TCA サイクル以降は機能せず、解糖系のみが ATP 供給源となる。

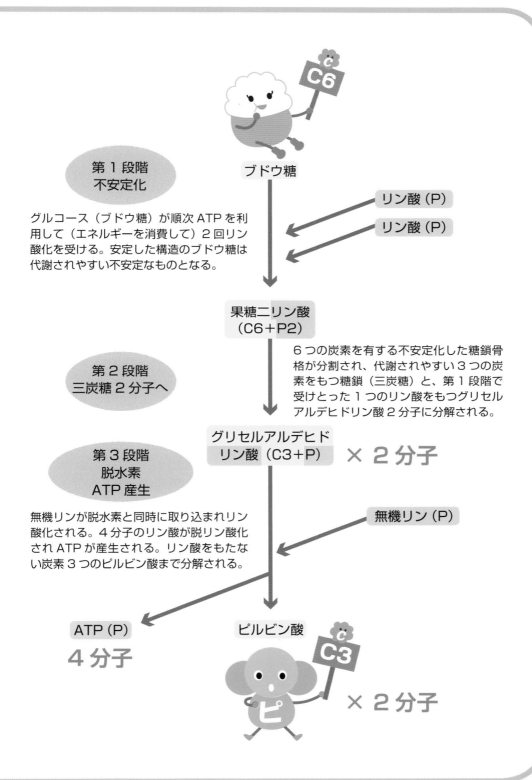

第1段階 不安定化

ブドウ糖

C6

グルコース（ブドウ糖）が順次 ATP を利用して（エネルギーを消費して）2 回リン酸化を受ける。安定した構造のブドウ糖は代謝されやすい不安定なものとなる。

リン酸（P）

リン酸（P）

果糖二リン酸
（C6＋P2）

6 つの炭素を有する不安定化した糖鎖骨格が分割され、代謝されやすい 3 つの炭素をもつ糖鎖（三炭糖）と、第 1 段階で受けとった 1 つのリン酸をもつグリセルアルデヒドリン酸 2 分子に分解される。

第2段階 三炭糖2分子へ

グリセルアルデヒドリン酸（C3＋P） × 2 分子

第3段階 脱水素 ATP 産生

無機リンが脱水素と同時に取り込まれリン酸化される。4 分子のリン酸が脱リン酸化され ATP が産生される。リン酸をもたない炭素 3 つのピルビン酸まで分解される。

無機リン（P）

ATP（P）
4 分子

ピルビン酸
C3

× 2 分子

② TCAサイクル

大阪国際がんセンター栄養腫瘍科・消化器外科・緩和ケアセンター ● 飯島正平 いいじま・しょうへい

TCA サイクルとは

TCA サイクルは、糖代謝では解糖系に続く第 2 段階に相当し、発見者の名前から「クレブス回路」、あるいは最初の代謝産物から「クエン酸回路」などとも呼ばれています。解糖系が細胞質での代謝であるのに対し、この代謝はミトコンドリア内（内膜）で行われ、回路内の基質であるオキサロ酢酸と解糖系からの基質であるアセチル CoA からはじまる 9 つの代謝反応の連鎖回路です。ただし、3 ヵ所が不可逆反応となっており、回路の逆行はできません。

TCA サイクルは糖代謝単独ではなく、各段階の化合物はアミノ酸代謝、尿素回路、糖新生、脂質代謝など、多くの代謝とつながっており、生命維持には重要な存在です。解糖系とは異なり、回路単独では実質的な ATP 産生は行われません。

基本的な流れは炭素化合物を酸化（酸素と結合）して炭酸ガスとしつつ、水素イオンを遊離させて還元型とし、各種補酵素（ニコチンアミドアデニンジヌクレオチド：NAD、フラビンアデニンジヌクレオチド：FAD、グアノシン二リン酸：GDP など）に一時的に取り込んでおくことのくり返しで、電子伝達系でこの水素が酸化され、水と ATP が大量に産生されます。ここでは、アセチル CoA として供給された 2 個の炭素が酸素とともに炭酸ガスに分解され、残りの水素が補酵素に取り込まれます。各代謝での化合物の炭素数を **C X**（構造式内の炭素個数が X）で表示して考えます。

TCA サイクルの流れ

●回路に入るための準備：アセチル CoA ができるまで A

アセチル CoA **C2** は解糖系の最終産物ピルビン酸 **C3** が酸化的脱炭素を受け、炭素 1 個は炭酸ガスになって、残りのアセチル基が補酵素 A（CoA）と結合したものです。

●回路のはじまり：アセチル CoA がサイクルに入りクエン酸へ（第 1 反応）B

材料であるアセチル CoA $C2$ とクエン酸回路の最後の化合物であるオキサロ酢酸 $C4$ が縮合し、クエン酸 $C6$ が合成され、回路がはじまります。逆行できない不可逆反応です。

●酸化されやすい化合物へ：
クエン酸をより酸化されやすいイソクエン酸へ（第 2、3 反応）C

第三アルコールであるクエン酸 $C6$ をより酸化されやすくするために、第二アルコールのイソクエン酸 $C6$ に変換します。実際には同じ酵素による 2 つの反応ですが、ここは炭素数は変わらない準備段階です。

●最初のエネルギー合成：
イソクエン酸を酸化しスクシニル CoA へ（第 4、5 反応）D

多くの ATP 合成に相当する水素が補酵素 NAD に捕捉され、2 個の炭素を炭酸ガスにする重要な反応で逆行できません。ここは、細胞での ATP のニーズにより代謝調節されて、エネルギーが必要なときに代謝がすすむしくみです。

まず、イソクエン酸 $C6$ は 2 段階（第 4、5 反応）で酸化されます。そのうちの第 4 反応自体も正確には 2 つの反応からなり、まず酸化されオキサロコハク酸 $C6$ となり、次に脱炭素により α‐ケトグルタル酸 $C5$ となります。第 5 反応は再び CoA を介した酸化脱炭素反応で、高エネルギー物質のスクシニル CoA $C4$ が合成されます。

●唯一のリン酸化反応：
スクシニル CoA をリン酸化し、脱 CoA してコハク酸へ（第 6 反応）E

回路内でリン酸が取り込まれるのはここだけです。産生されたスクシニル CoA $C4$ からエネルギーを GTP に取り込んで、最終的に ATP 合成につなげます。

●脱炭素のない脱水素反応：コハク酸からフマル酸へ（第 7 反応）F

FAD と反応しコハク酸 $C4$ を脱水素し、フマル酸 $C4$ と水素化された FADH を合成します。同時に電子伝達系で機能するユビキノンを水素化し、ユビキノールを産生します。

●水和のみの反応：フマル酸からリンゴ酸へ（第 8 反応）G

フマル酸 $C4$ に水が結合し（水和）、リンゴ酸 $C4$ を合成します。

●回路最後、次に回路をはじめるための脱水素反応：
リンゴ酸からオキサロ酢酸へ（第 9 反応）H

リンゴ酸 $C4$ を脱水素し、オキサロ酢酸 $C4$ を合成します。第 4 反応で産生される炭酸ガスの炭素はこのオキサロ酢酸由来のもので、解糖系からのピルビン酸由来の炭素ではありません。一度オキサロ酢酸に代謝された、回路の 2 周目以降の炭酸ガスです。

TCA サイクル（クエン酸回路）

A

ピルビン酸 C3 ＋ 酸素 ＋ 補酵素 A（CoA）＋ NAD$^+$
→ アセチル CoA C2 ＋ 炭酸ガス C1 ＋ NADH ＋ 水素イオン

↓

B

アセチル CoA C2 ＋ オキサロ酢酸 C4 → クエン酸 C6

↓

C

クエン酸 C6 → イソクエン酸 C6

↓

D

イソクエン酸 C6 ＋ NAD → オキサロコハク酸 C6
→ α-ケトグルタル酸 C5 ＋炭酸ガス C1 ＋ NADH ＋ 水素イオン

α-ケトグルタル酸 C5 ＋ CoA ＋ NAD
→ スクシニル CoA C4 ＋ 炭酸ガス C1 ＋ NADH ＋ 水素イオン

↓

E

スクシニル CoA C4 ＋ GDP ＋リン酸 → コハク酸 C4 ＋ GTP ＋ CoA

↓　　　　　　　　　　　　　　　　　↓

GTP ＋ ADP ↔ GDP ＋ ATP

F

コハク酸 C4 ＋ FAD → フマル酸 C4 ＋ FADH

↓

G

フマル酸 C4 ＋ 水 → リンゴ酸 C4

↓

H

リンゴ酸 C4 ＋ CoA ＋ NAD → オキサロ酢酸 C4 ＋ NADH ＋ 水素イオン

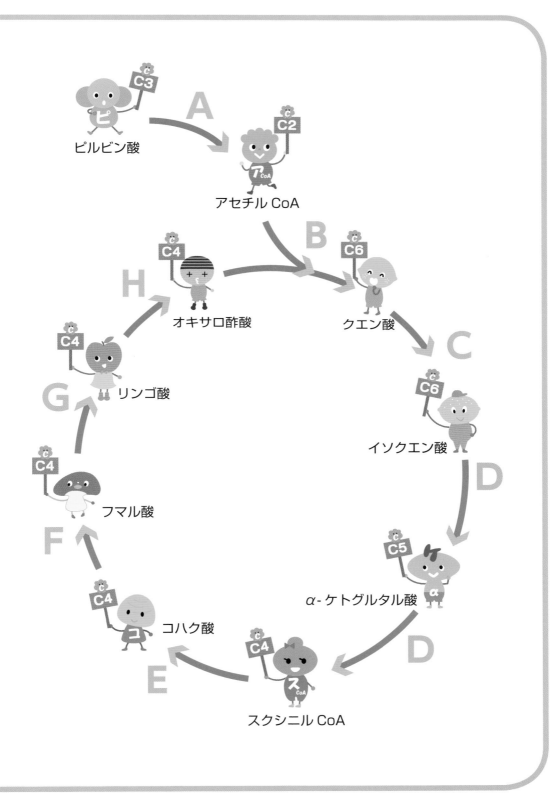

ピルビン酸

A

アセチル CoA

B

クエン酸

C

イソクエン酸

D

α-ケトグルタル酸

D

スクシニル CoA

E

コハク酸

F

フマル酸

G

リンゴ酸

H

オキサロ酢酸

3 エネルギー投与量と NPC/N比

大阪国際がんセンター栄養腫瘍科・消化器外科・緩和ケアセンター ● 飯島正平 いいじま・しょうへい

目 指すべきエネルギー投与量

栄養療法の基本は、いわゆる3大栄養素であるたんぱく質、脂質、炭水化物のバランスのよい投与にあります。目指すべき各栄養素の投与量とそのバランスの設定が必要です。まずは投与総熱量を決定します。

いろいろな手法がありますが、正確に計算するには間接熱量測定による呼気ガス分析が必要です。こちらは測定機器とそれなりの技術が必要なうえ、多くの人に実施できるような簡便さがありません。そのため計算式などで算出する手法がよく利用されています。

●計算式によるエネルギー投与量算出で注意すること

注意したいのが、計算式によるエネルギー投与量算出は予測値にすぎないということです。計算式は、体重あたりの簡便なものから、身長と体重と性別と年齢などを加味して基礎エネルギー消費量（BEE）を算出する Harris-Benedict の式までさまざまです。個体差があるので計算のための指標が増えるほど精度は上がるでしょうが、もとは健常人データに基づくもので、適応条件もあります。そして、重要な因子である病状は反映されておらず、やはり目安でしかありません。したがって、「予測栄養投与量」とし、その後の病状の推移や栄養管理実績から修正をくり返していくものです。予測値を投与できていても不足する場合や、予測値より少ない量で十分と判断できる場合もあります。また、入院時に計算した数字を退院まで充足度として追うことの意味はまったくありません。

●再評価が大事！

計算式を駆使して投与熱量を云々するより、まずは過剰に注意しつつ、栄養の初期投与を早くはじめること、当面の目標量を設定して、再評価のタイミングを決めて、計画的に栄養指標を集めておき、達すべき新しい投与量に修正することが大切です。これをくり返します。

●**現実的な熱量の求め方**

　計算式などでまず目標とする数字を求めます。食事であればこれに見合う量を提供し、全量食べてもらえれば実現します。しかし、病状により全量摂取の見込みがない場合や人工栄養管理（静脈栄養や経腸栄養）ではただちに到達できる投与量は限られており、計算値に関係なく、提供可能なエネルギー量は決まってしまいます。その後の病状変化や投与アクセスの確保を経て、確実に目標に近づける姿勢が大切です。

NPC/N 比とは

●**NPC/N 比は 3 大栄養素の投与バランスの指標**

　栄養療法では、3 大栄養素の投与バランスが重要です。この偏りを把握するツールとして、NPC/N 比が利用されています。実際の栄養管理では、投与した栄養量からの再評価の結果に基づき、各栄養素の投与量を全体的に、あるいは一部だけを増減させますので、NPC/N 比を用いて投与バランスを評価し、偏りについて検証することがあります。ただし、この比は指標であり、投与設計をする場合の目安として考えてください。窒素量は概算でよく、また全例に常時算出するものでもありません。

●**3 大栄養素の投与バランスを考える理由**

　各栄養素は単独で機能しているのではなく、その代謝は複雑に関係しており、飢餓状態での生命維持には合理的なものです。このうち、炭水化物はエネルギー産生のために利用されます。脂質も一部は脂肪酸としてエネルギー以外にも利用されますが、大部分はゆっくりとエネルギー産生で代謝されます。アミノ酸（たんぱく質）は十分なエネルギー産生下ではたんぱく質合成に利用されますが、エネルギー不足下ではエネルギーとして補完的に代謝されてしまい、たんぱく質の合成は阻害されます。したがって、効率よくたんぱく質合成がすすむことを目指すためには、3 大栄養素の投与バランスが重要です。

●**NPC/N 比**

　NPC は非たんぱく熱量（kcal：たんぱく質を含まない投与総熱量）、N は窒素（g）を指します。一般的には窒素 1g に対して約 150kcal が適正であるとされています。この場合は NPC/N 比は約 150 に相当し、通常は少し幅をもたせた数字を設定します。ただし、病態により数字は変わります。通常よりアミノ酸代謝が亢進している重症病態ではたんぱく質源の投与を増やしますので、投与する窒素が増え、100 以下となります。腎不全保存期では窒素の投与制限をしますので、200 以上となることが多いです。

エネルギー投与量の算出

エネルギー投与量算出：体重あたりの簡易式

- 現体重 × 30kcal
- 標準体重（身長 × 身長 [m] × 22）に 25 〜 30kcal を乗じて求める

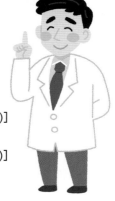

栄養療法の基本は、たんぱく質、脂質、炭水化物のバランスのよい投与にあります。まずは目指すべきエネルギー投与量とそのバランスの設定が大切です。

必要エネルギー量の算出式

必要エネルギー量 ＝ BEE × 活動係数（AF）× ストレス係数（SF）

- Harris-Benedict の式

  男性：BEE ＝ 66.47 ＋ [13.75 × 体重 (kg)] ＋ [5.0 × 身長 (cm)] － [6.75 × 年齢]

  女性：BEE ＝ 655.1 ＋ [9.56 × 体重 (kg)] ＋ [1.85 × 身長 (cm)] － [4.68 × 年齢]

- ※ Harris-Benedict の式の適応条件

  体重：25 〜 124.9kg

  身長：151.0 〜 200.0cm

  年齢：21 〜 70 歳

- 活動係数（AF）の例

  寝たきり：1.0 〜 1.1

  ベッド上安静：1.2

  ベッド以外での活動あり：1.3 〜 1.4

  身体活動レベルやや低い：1.4 〜 1.6

  身体活動レベル適度：1.6 〜 1.9

  身体活動レベル高い：1.9 〜 2.2

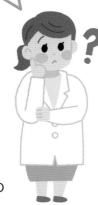

エネルギー投与量とそのバランスの設定は、どのように決めていけばよいのでしょうか？

- ストレス係数（SF）の例

  手術：1.1（軽度）、1.2（中等度）、1.6（高度）

  外傷：1.35（骨折）、1.6（頭部損傷でステロイド使用）

  感染症：1.2（軽度）、1.5（中等度）、1.5 〜 1.8（重症）

  熱傷：1 〜 1.5（体表面積の 0 〜 20%）、1.5 〜 1.85（体表面積の 21 〜 40%）、1.85 〜 2.05（体表面積の 41 〜 100%）

  がん：1.1 〜 1.3

  体温：36℃から 1℃上昇ごとに 0.2 増加

※ストレス係数はあくまでも目安

NPC/N 比の算出

$$NPC/N = \frac{\text{非たんぱく熱量（kcal）}}{\text{窒素（g）}} = \frac{\text{基準値の目安}}{\text{150 前後}}$$

- 非たんぱく熱量：NPC（kcal）= 糖質（g）× 4（kcal）＋ 脂質（g）× 9（kcal）
- 窒素含有量：N（g）= たんぱく質（g）÷ 6.25

※たんぱく質の窒素含量は 16%のため（100/16 = 6.25）、窒素量× 6.25 でたんぱく質を算出

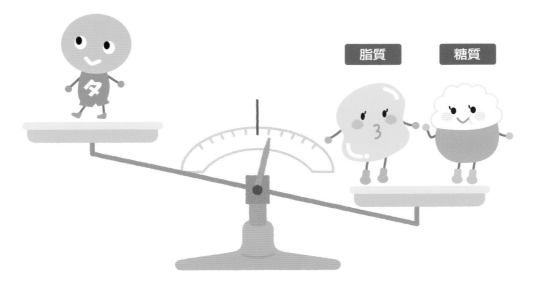

たんぱく質

脂質　　糖質

NPC/N 比とは

NPC/N 比とは、たんぱく質以外の「糖質＋脂質のエネルギー」（非たんぱく熱量）と、たんぱく質由来のエネルギーのバランスをみる指標である。N は窒素（g）を指すが、たんぱく質は代謝される際に窒素を生成するため、窒素量はたんぱく質由来のエネルギー量の指標となる。一般的には窒素1g に対して約 150kcal が適正であるとされており、NPC/N 比は約 150 に相当する（通常は少し幅をもたせた数字を設定する）。ただし、病態により数字は変わり、通常よりアミノ酸代謝が亢進している重症病態ではたんぱく質源の投与を増やすため、投与する窒素が増え、100 以下となる。腎不全保存期では窒素の投与を制限するため、200 以上となることが多い。

4 糖質の種類と代謝

昭和大学医学部内科学講座糖尿病・代謝・内分泌内科学部門教授 ● 山岸昌一 やまぎし・しょういち

糖質の種類

たんぱく質や脂肪とともに、3大栄養素の1つを占める炭水化物は、糖質と食物繊維に分けることができます。糖質のうち、単糖類（1つの糖：ブドウ糖、果糖、ガラクトースなど）か二糖類（2つの糖がつながったもの：砂糖はブドウ糖＋果糖からなる二糖類、乳糖はブドウ糖＋ガラクトースからなる二糖類）であって、糖アルコール（キシリトールやエリスリトールなど）でないものを糖類と呼びます。また、単糖が数個（一般的には3〜10個ほど）結合した糖をオリゴ糖と呼びます。したがって、でんぷんやオリゴ糖は糖質ですが、糖類ではありません。つまり、炭水化物のなかに糖質が含まれ、糖質のなかにブドウ糖や砂糖などの糖類が含まれていることになります。

食物繊維の代謝

ヒトの消化酵素では消化されにくい食物中の難消化性成分を食物繊維と呼びます。食物繊維は水に溶ける水溶性食物繊維と、水には溶けない不溶性食物繊維に大別されます。水溶性食物繊維には、くだものに多く含まれるペクチン、きくいもの主成分であるイヌリン、β-グルカン、アガロース、グルコマンナン、フコイダンが、不溶性食物繊維には植物の細胞壁の主要構成成分であるセルロース、リグニンなどがあります。ヒトは、これら食物繊維を消化・吸収することはできません。しかし、大腸に生息している腸内細菌は、食物繊維を発酵させ、酢酸や酪酸などの短鎖脂肪酸に分解することができます。したがって、食物繊維は、短鎖脂肪酸にかたちを変えて体内に吸収されることになります。

糖アルコールの代謝

一般的に糖アルコールも小腸から吸収されにくい糖質とされています。例外的にエリス

リトールは、小腸から吸収されますがほとんど代謝されずに尿中から排出されます。その
ため、キシリトールやエリスリトール、ソルビトールなどの糖アルコールは、低エネルギ
ー（カロリー）の甘味料として用いられています。しかし、食物繊維同様、小腸での未吸
収分は大腸の腸内細菌によって短鎖脂肪酸に転換されて、一部エネルギーとして吸収され
ます。

でんぷんの代謝

　でんぷんは多数のブドウ糖が重合してできた多糖類です。でんぷんはその構造により、
ブドウ糖が直鎖状につながったアミロースと、枝分かれして形成されたアミロペクチンに
分けられます。餅由来のでんぷんは、すべてアミロペクチン構造をとっています。

　でんぷんは、まず唾液のなかに含まれる消化酵素アミラーゼにより、ブドウ糖同士をつ
ないでいる結合が不規則に切断され、デキストリン（でんぷんが麦芽糖に分解される過程
で生じる中間段階の種々の多糖類）や麦芽糖（ブドウ糖＋ブドウ糖からなる二糖類）に分
解されます。次いで、これらは十二指腸で膵液に含まれるアミラーゼにより、さらなる分
解を受け、すべて麦芽糖になります。そして麦芽糖は、小腸上皮細胞にあるα‐グルコシ
ダーゼ（別名マルターゼ）と呼ばれる消化酵素により単糖であるブドウ糖に分解されて、
体内に吸収されます。α‐グルコシダーゼ活性を阻害することで、食事に伴う血糖値の上
昇を抑える糖尿病経口薬が開発されています。

●引用・参考文献
　1）山岸昌一. 糖の分類と表示法. 糖尿病ケア. 16（3）, 2019, 254-5.

糖質の種類

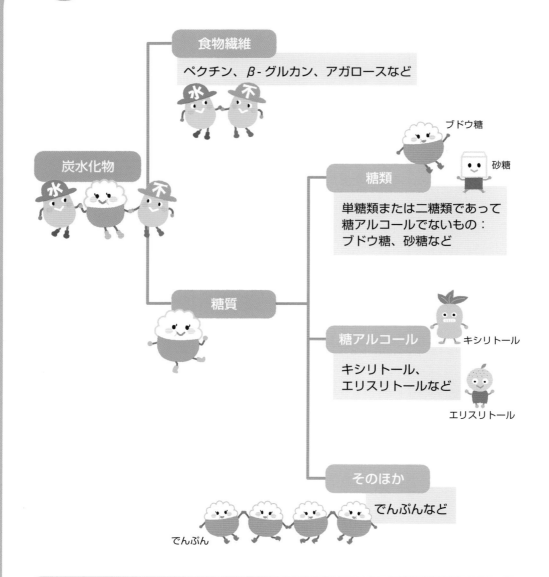

食物繊維

ペクチン、β-グルカン、アガロースなど

炭水化物

糖類

単糖類または二糖類であって糖アルコールでないもの：ブドウ糖、砂糖など

ブドウ糖

砂糖

糖質

糖アルコール

キシリトール、エリスリトールなど

キシリトール

エリスリトール

そのほか

でんぷんなど

でんぷん

「糖質」と「糖類」

ブドウ糖、果糖、ガラクトースなど1つの糖のことを「単糖類」という。ブドウ糖＋果糖からなる砂糖、ブドウ糖＋ガラクトースからなる乳糖など、2つの糖がつながったものを「二糖類」という。糖類とはこの2種類のみ。単糖が数個結合した糖は「オリゴ糖」と呼ばれ、でんぷんやオリゴ糖などは糖質ではあるが、糖類ではない。また、キシリトールやエリスリトールなどは「糖アルコール」という。

糖質の代謝

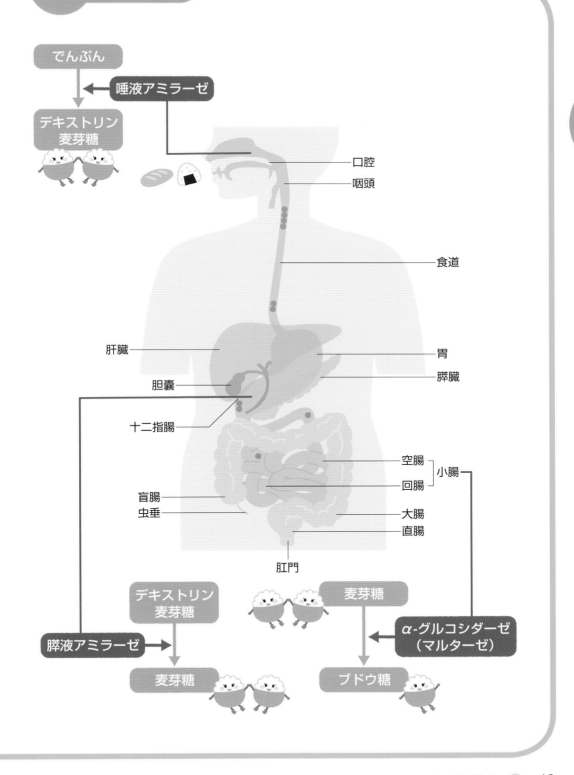

でんぷん

唾液アミラーゼ

デキストリン
麦芽糖

口腔

咽頭

食道

肝臓

胃

膵臓

胆嚢

十二指腸

空腸

回腸

小腸

盲腸

虫垂

大腸

直腸

肛門

デキストリン
麦芽糖

麦芽糖

α-グルコシダーゼ
（マルターゼ）

膵液アミラーゼ

麦芽糖

ブドウ糖

5 血糖のコントロールと インスリンのはたらき

昭和大学医学部内科学講座糖尿病・代謝・内分泌内科学部門教授 ● 山岸昌一 やまぎし・しょういち

血糖値

　血液中のブドウ糖（グルコース）の濃度のことを血糖値と呼びます。ヒトの血糖値はきわめて狭い範囲に維持されています。一般的には、ご飯を食べていない空腹の状況でも血糖値は 70mg/dL 以下にはなりませんし、また、食後の状態でも血糖値が 200mg/dL を超えることはありません。

　ブドウ糖は脳の主たるエネルギー源です。基本的には成熟した赤血球はブドウ糖しかエネルギーとして利用することができません。脳は全身に指令を送り、生命活動を支えていますし、赤血球は体中に酸素を運び、いろいろな臓器のエネルギー代謝を維持しています。したがって、血糖値が下がりすぎてしまうと（低血糖）、脳や赤血球が十分に機能しなくなり、時として生命活動を維持することすら困難になる場合が出てきます。

　一方、食事の時間帯に関係なく、いつ血糖値を測定しても 200mg/dL を超えてしまうような慢性的な高血糖が続く病態は、糖尿病と診断できます。糖尿病では、慢性的な高血糖により、生体内のたんぱく質が糖化、変性を受け、そのはたらきが低下してしまうため、網膜症や腎症、動脈硬化症や骨粗鬆症など、さまざまな臓器合併症がひき起こされてしまいます。このようにヒトにとっては、低血糖はもちろんのこと、慢性の高血糖も危険な状態であるといえます。そのため、さまざまなホルモンや神経系がはたらいて、血糖値の恒常性が維持されるよう調節されているのです。

膵臓の構造

　膵臓のほとんどは外分泌腺で占められていて、外分泌腺でつくられた消化酵素はファーター乳頭の開口部から十二指腸に分泌されます。そのため、膵臓は消化器系の臓器に分類されています。しかし、膵臓内部にはホルモンを分泌する内分泌細胞の集まりも観察され

ます。内分泌細胞は 1 つの塊となって、膵臓内部に島状に散在するため、ランゲルハンス島と呼ばれています。ランゲルハンス島は膵臓におよそ 100 万個あり、膵頭部よりも膵体部や膵尾部に多く存在します。ランゲルハンス島は、グルカゴン、インスリン、ソマトスタチンを分泌する α、β、δ 細胞から構成されています。ランゲルハンス島にある内分泌細胞の 60 ～ 80%は、インスリンを分泌する β 細胞で占められています。

🩸 糖コントロールとインスリンのはたらき

では、ご飯を食べていないときの血糖値は、どのように維持されるのでしょうか。ヒトの体のなかには、血糖値を上昇させるはたらきをもつホルモンがいくつか存在しています。血糖値が低下してくると、膵ランゲルハンス島からグルカゴンが分泌されるかたわら、インスリンの分泌が抑えられます。グルカゴンは、肝臓に蓄えられたグリコーゲンを分解し、グルコースをつくり出して血糖値を上昇させます。また、血糖値の低下は交感神経を活性化させ、副腎髄質からアドレナリンが分泌されます。アドレナリンはグルカゴンの分泌を高め、たんぱく質や脂肪の分解を促進させて糖新生（グリセロールや乳酸など糖質以外の物質からブドウ糖をつくり出すこと）を促します。さらに、低血糖が顕著な場合には、脳下垂体前葉や副腎皮質から成長ホルモンや糖質コルチコイドも分泌され、糖新生がすすみます。このように、低血糖時には、インスリンに拮抗してはたらくホルモン（カウンターレギュラトリーホルモン）が分泌され、血糖値が下がりすぎないように防御機構がはたらきます。

一方、食事に伴い血糖値が上昇すると、膵ランゲルハンス島からインスリンが分泌されます。インスリンは、筋肉や脂肪組織に作用してグルコースの取り込みを促進させるだけでなく、肝臓にはたらいてグリコーゲンの合成を促します。また、たんぱく質や脂肪の分解を抑えて、糖新生を抑制します。結果、血糖値は低下し、慢性的な高血糖が回避されます。インスリンは、たんぱく質の合成や筋肉の成長を促す、いわば同化ホルモンだといえます。

● 引用・参考文献
1）山岸昌一. 低血糖はなぜこわい？ 糖尿病ケア. 14（9）, 2017, 802-5.

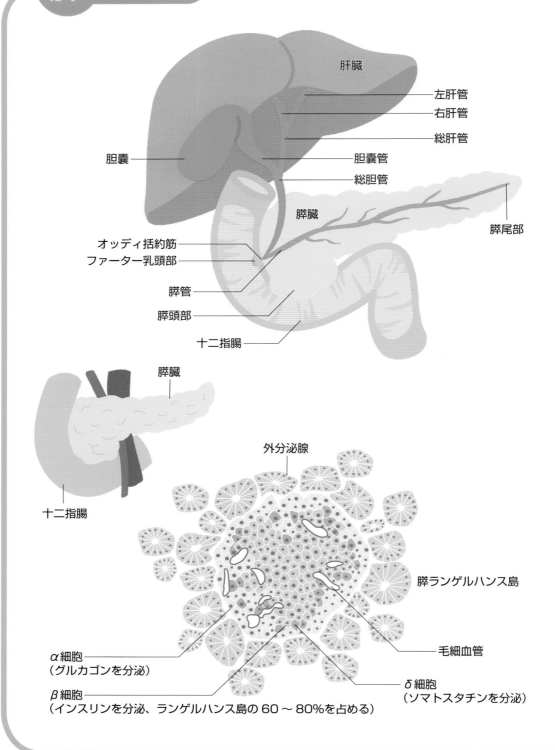

肝臓

左肝管

右肝管

総肝管

胆嚢管

総胆管

胆嚢

膵臓

膵尾部

オッディ括約筋

ファーター乳頭部

膵管

膵頭部

十二指腸

膵臓

十二指腸

外分泌腺

膵ランゲルハンス島

毛細血管

α細胞
（グルカゴンを分泌）

β細胞
（インスリンを分泌、ランゲルハンス島の 60 ～ 80%を占める）

δ細胞
（ソマトスタチンを分泌）

血糖値の調節機構

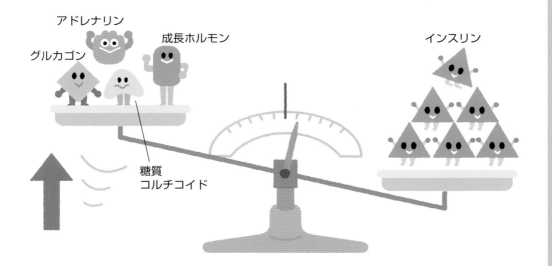

血糖値を上げる

アドレナリン
グルカゴン
成長ホルモン
糖質
コルチコイド

血糖値を下げる

インスリン

血糖値を上昇させるホルモン

血糖値が低下してくると、膵ランゲルハンス島からグルカゴンが分泌され、インスリンの分泌が抑えられる。グルカゴンは、肝臓に蓄えられたグリコーゲンを分解し、グルコースをつくり出して血糖値を上昇させる。また、血糖値の低下は交感神経を活性化させ、副腎髄質からアドレナリンが分泌される。アドレナリンはグルカゴンの分泌を高め、たんぱく質や脂肪の分解を促進させて糖新生を促す。さらに、低血糖が顕著な場合には、脳下垂体前葉や副腎皮質から成長ホルモンや糖質コルチコイドも分泌され、糖新生がすすむ。

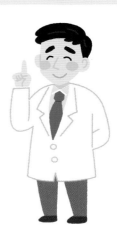

低血糖時には、インスリンに拮抗してはたらくホルモンが分泌され、血糖値が下がりすぎないように防御機構がはたらきます。

6 脂質の代謝

社会医療法人寿楽会大野記念病院薬剤部 ● 森住誠 もりずみ・まこと

脂質とは

　ダイエットをしている人にとって、脂質はどちらかというと敬遠されがちな栄養素ではないでしょうか。しかし糖質、たんぱく質と並んで3大栄養素といわれるくらい、ヒトの体には必要不可欠な栄養素です。脂質が体内でどのように吸収・代謝され、どのような役割を担っているかをみていきましょう。

●脂質の構造

　脂質は、血液中や脂肪組織内で中性脂肪（グリセロールに3つの脂肪酸がくっついたもの）として存在しています。脂肪酸とは、炭素が直鎖状に連なったもので、炭素の数が6個以下のものを「短鎖脂肪酸」、8〜12個のものを「中鎖脂肪酸」、14個以上を「長鎖脂肪酸」といいます。また、炭素同士の結合の違いでも呼び名は区別され、二重結合を含むものは「不飽和脂肪酸」、二重結合を含まないものは「飽和脂肪酸」といわれます。さらに、二重結合が1つのものを「一価不飽和脂肪酸」、2つ以上のものを「多価不飽和脂肪酸」と呼びます。不飽和脂肪酸は植物油や魚油に多く含まれ、一方で飽和脂肪酸は動物性脂肪に多く含まれます。一部の例外を除きますが、基本的に常温下において魚油は液体なので、魚油に多く含まれる不飽和脂肪酸は融点が低く、肉は常温で固体なので、肉類に多く含まれる飽和脂肪酸は融点が高いということが想像できるかと思います。代表的な脂肪酸の分類については71ページを参照してください。

●脂質の役割

　脂質は栄養学的に考えると、体内のエネルギー源となる「油脂」、細胞膜の構成成分となる「リン脂質」、ステロイドホルモンの原料となる「コレステロール」、生体機能の調節に関与する「脂溶性ビタミン」などに分類されます。またこのほかにも、プロスタグランジンやロイコトリエンといったシグナル伝達物質の前駆物質の一つでもあります。

脂 質の吸収と代謝

●脂質の吸収

　食物が消化管に入ると膵臓からリパーゼという消化酵素が分泌されます。リパーゼは中性脂肪をモノグリセリド（グリセロールと1つの脂肪酸が結合したもの）や、脂肪酸、グリセロールに加水分解します。長鎖脂肪酸とモノグリセリドは、胆囊から分泌される胆汁酸によってミセル化（脂が水に溶けるかたちに）され、小腸上皮細胞に吸収されます。そして小腸上皮細胞内で再び中性脂肪に合成された後、リン脂質やコレステロールとの集合体（カイロミクロン）を形成し、リンパ管を経て血管内へ移行します。一方、中鎖脂肪酸やグリセロールは、前述のような吸収過程とは異なり、ミセル化されずにそのままのかたちで小腸から吸収され、門脈を経て血液循環に入るため、長鎖脂肪酸に比べ速やかに吸収・代謝を受けます[1]。

●脂質の代謝

　血中に入った中性脂肪がエネルギー源として利用されるためには、まず末梢組織のリポたんぱくリパーゼ（LPL）により脂肪酸とグリセロールに分解される必要があります。しかし、分解されただけでは脂肪酸は細胞質内でエネルギーとして利用できません。細胞質内のカルニチンと結合し、ミトコンドリアという大量にエネルギーをつくりだすことのできる場所のなかに移動する必要があります。ミトコンドリア内では脂肪酸から炭素を2個ずつ切り離し、アセチルCoAをつくっています。これを「β酸化」といいます。つくりだされたアセチルCoAは、糖代謝の場面でおなじみのTCAサイクル（クエン酸回路）に入ります。β酸化を経てつくられた2つのアセチルCoAからは、36個のATPをつくりだすことができます。脂肪酸からいくつのアセチルCoAをつくりだせるかは、脂肪酸の長さ（炭素数）によって異なります。このように、1つの中性脂肪からたくさんのATPができるため、脂質がほかの栄養素に比べて高エネルギー（カロリー）であることが理解できるかと思います。

●引用・参考文献

1）日本静脈経腸栄養学会編．やさしく学ぶための輸液・栄養の第一歩．第2版．徳島，大塚製薬工場，2008，85-93.

第2章　3大栄養素のはたらきと代謝

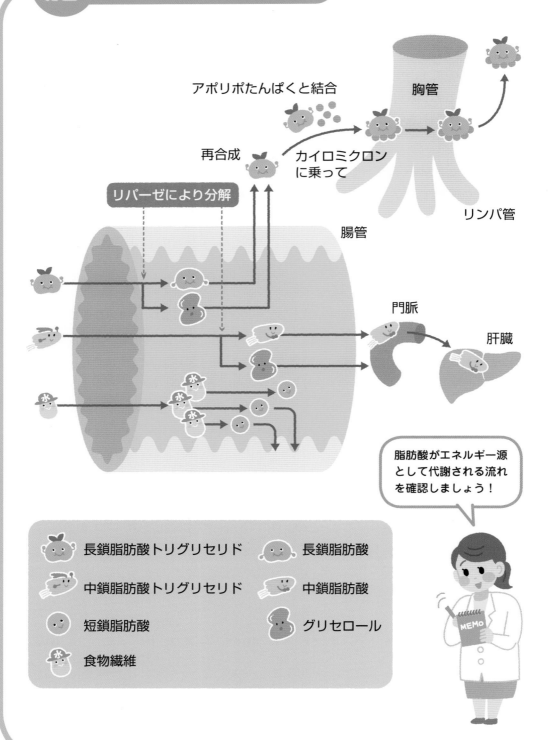

脂肪酸の腸管内の流れ

アポリポたんぱくと結合

胸管

再合成

カイロミクロン
に乗って

リンパ管

リパーゼにより分解

腸管

門脈

肝臓

脂肪酸がエネルギー源として代謝される流れを確認しましょう！

長鎖脂肪酸トリグリセリド　　　長鎖脂肪酸

中鎖脂肪酸トリグリセリド　　　中鎖脂肪酸

短鎖脂肪酸　　　グリセロール

食物繊維

脂肪酸の吸収と代謝

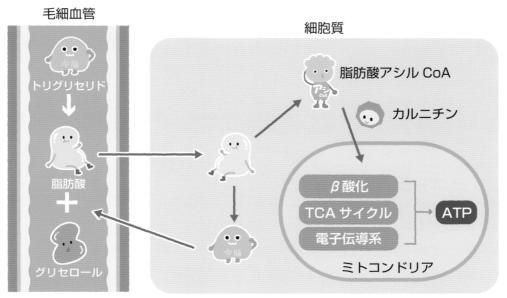

毛細血管

トリグリセリド

↓

脂肪酸
+
グリセロール

細胞質

脂肪酸アシル CoA

カルニチン

β酸化
TCA サイクル
電子伝導系 → ATP

ミトコンドリア

※カルニチンは長鎖脂肪酸をミトコンドリア内に輸送する役割を担う。

脂肪酸の分類

代表的な脂肪酸	炭素数：二重結合の数	脂質としての分類	多く含まれる食品
ドコサヘキサエン酸	22：6	n-3 系多価不飽和脂肪酸	魚油
エイコサペンタエン酸	20：5	n-3 系多価不飽和脂肪酸	魚油
アラキドン酸	20：4	n-6 系多価不飽和脂肪酸	らっかせい油
ステアリン酸	18：0	長鎖脂肪酸	ラード、牛脂
α-リノレン酸	18：3	n-3 系多価不飽和脂肪酸	しそ油
リノール酸	18：2	n-6 系多価不飽和脂肪酸	大豆油ごま油
ラウリン酸	12：0	中鎖脂肪酸	ココナッツ油
酪酸	4：0	短鎖脂肪酸	乳製品

脂肪酸の炭素数によりつくりだせるアセチル CoA 数は異なります。

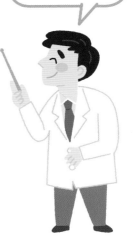

7 必須脂肪酸と脂肪乳剤

社会医療法人寿楽会大野記念病院薬剤部 ● 森住誠 もりずみ・まこと

必須脂肪酸とは

　必須脂肪酸とは、ヒトの生体内で合成できない脂肪酸のことをいいます。n-6系のリノール酸、n-3系のα-リノレン酸がこれにあたり、ともに多価不飽和脂肪酸に分類されます。リノール酸は紅花油、大豆油、綿実油などの植物油に多く含まれており、生体内では細胞膜を構成するリン脂質の原料として利用されています。そのほか、γ-リノレン酸やアラキドン酸に変換され、プロスタグランジンやロイコトリエンといったエイコサノイド（シグナル伝達物質）の原料の一つでもあります。一方、α-リノレン酸は魚油やしそ（えごま）油に多く含まれており、n-6系と同様に細胞膜リン脂質の原料でもありますが、α-リノレン酸から合成されるエイコサペンタエン酸（EPA）やドコサヘキサエン酸（DHA）はn-6系と拮抗的に作用するはたらきがあるといわれています。

　細胞膜リン脂質の構成成分である必須脂肪酸が欠乏すると、まず魚鱗癬のような皮膚症状が起こります。さらに欠乏症が長期化すると、成長障害や生体膜の脆弱化、脳発達遅延なども起こることがあります。また、糖質中心の栄養管理を行った場合、肝臓での脂肪合成が亢進され、脂肪肝を発症することもあります。成分栄養剤のエレンタール®配合内用剤（EAファーマ）には脂質がほとんど含まれませんので、長期投与する際は脂肪乳剤などで脂質を補う必要があります。

脂肪乳剤とは

●脂肪乳剤の構造と構成成分

　脂肪乳剤とは、脂質投与の際に用いられる経静脈栄養剤で、その構造は大豆油を卵黄レシチンにより乳化（油が水に溶けるかたちに）し、濃グリセリンにより等張化（浸透圧を血漿と同じに）した人工脂肪粒子です。大豆油にはn-6系のリノール酸が約50％、n-3系

であるα-リノレン酸は10%未満という比率で含まれていますので、脂肪乳剤ではn-6系中心の脂質を投与することになります。

●脂肪乳剤の代謝

　脂肪乳剤のような人工脂肪粒子は、体内ですぐにエネルギーに変えることはできません。なぜなら、脂肪粒子の表面にはリポたんぱくリパーゼ（LPL）の目印であるアポたんぱくがないため、加水分解を受けることができないのです。血中に入った人工脂肪粒子は、まず高比重リポたんぱく質（HDL）によってアポたんぱくが供給され、アポリポたんぱくとなります。次いで、アポたんぱくを目印に末梢組織のLPLがアポリポたんぱくを加水分解することで、遊離脂肪酸が産生され、ようやくエネルギーとして利用する準備がととのうのです。分解されたアポたんぱくは再びHDLに取り込まれ、再利用されます。

●脂肪乳剤の投与速度

　脂肪乳剤の投与速度が速すぎると、HDLから人工脂肪粒子へのアポたんぱくの供給が間に合わなくなり、血中人工脂肪粒子は網内系に貪食されてしまいます。本来は、体にとって有害な異物を貪食することで生体防御を担っている網内系が、不必要に脂肪粒子を貪食することで、免疫機能が低下することが指摘されています[1]。このため、日本臨床栄養代謝学会（JSPEN）のガイドラインでは0.1g/kg/h以下の投与速度が推奨されています[2]。これは、20%脂肪乳剤であれば、（体重÷2）mLを1時間以上かけて投与することに相当します。

●脂肪乳剤の注意点

　脂肪乳剤はとても栄養価が高いため、一度細菌が混入してしまうとほかの栄養剤に比べ繁殖がとても早いことが知られています。つねに清潔操作を心がけることはもちろんのこと、投与している点滴ラインも24時間おきに交換することが推奨されています。また、添付文書には直接単語が記載されていないので注意が必要ですが、添加物として大豆油と卵黄レシチンを含有しているため、大豆アレルギー、卵アレルギーの人には使用できません。脂肪乳剤を投与する際は、きちんと患者のアレルギー歴を聞くことが大切です。脂肪乳剤に多く含まれている大豆油由来のn-6系脂肪酸は、アラキドン酸を経てさまざまな炎症性伝達物質に変化します。炎症が強い急性期病態下での投与は、さらなる炎症を惹起する可能性があるため、慎重に投与を検討すべきです。

●引用・参考文献
1）深柄和彦. 脂肪乳剤の問題点. 静脈経腸栄養. 28（4）, 2013, 909-13.
2）日本静脈経腸栄養学会編. "栄養投与量の決定：脂質投与量はどのように決定するか？". 静脈経腸栄養ガイドライン. 第3版. 東京, 照林社, 2013, 144.

脂肪乳剤の体内での変化

HDL

アポ C-Ⅱ、C-Ⅲ、E の
転送

アポ C-Ⅱ、C-Ⅲ、E の
HDL への戻り

アポ E
レセプターへ

加水分解
残基

人工脂肪
粒子

加水分解

脂肪酸の放出

アポリポたんぱく C-Ⅱ（アポ C-Ⅱ）
リポたんぱく質が細胞に脂質を受け渡す際に必要な酵素
のリポたんぱくリパーゼを活性化するのに必要となる。
アポ C-Ⅱ欠損症では高トリグリセリド血症となる。

アポリポたんぱく C-Ⅲ（アポ C-Ⅲ）
はたらきはアポ C-Ⅱと同じ。トリグリセリド値と相関
し、Ⅱb、Ⅲ、Ⅳ、Ⅴ、Ⅰ型高脂血症などで高値を示す。

アポリポたんぱく E（アポ E）
カイロミクロン、VLDL、LDL と HDL の間で脂質の受
け渡しと再利用を行う。

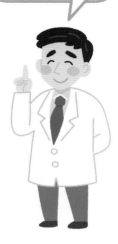

脂肪乳剤の代謝には
時間がかかるので、
注意が必要です！

脂肪乳剤の代謝

脂肪乳剤は、体内ですぐにエネルギーに変えることはできない。脂肪
粒子の表面にはアポたんぱくがないため、血中に入ると、まず HDL に
よってアポたんぱくが供給され、アポリポたんぱくとなる。アポたん
ぱくを目印に末梢組織の LPL がアポリポたんぱくを加水分解し、遊離
脂肪酸が産生され、エネルギーとして利用できる。

脂肪乳剤の投与速度

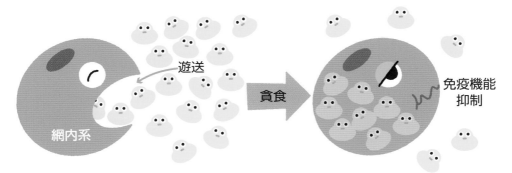

遊送

貪食

免疫機能
抑制

網内系

血中に滞留する
人工脂肪粒子

許容範囲以上の脂肪を取り込むと貪食で
きなくなり細菌などへの貪食作用も鈍る

脂肪乳剤の投与速度は 0.1g/kg/h 以下

脂肪乳剤の投与速度が速すぎると、HDL から人工脂肪粒子へのアポたんぱくの供給が間に合わなく
なり、血中人工脂肪粒子は網内系に貪食される。体にとって有害な異物を貪食する網内系が、不必
要に脂肪粒子を貪食することで免疫機能が低下するため、脂肪乳剤の投与速度は、0.1g/kg/h 以下
が推奨されている[2]。これは 20%脂肪乳剤であれば、（体重÷2）mL を 1 時間以上かけて投与す
ることに相当する。

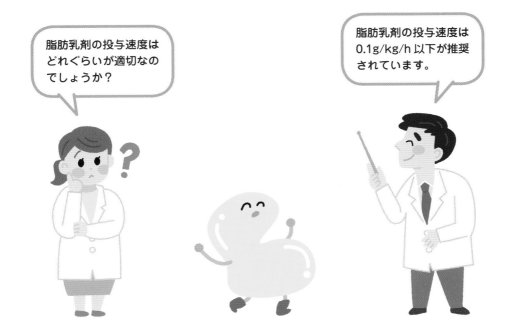

脂肪乳剤の投与速度は
どれぐらいが適切なの
でしょうか？

脂肪乳剤の投与速度は
0.1g/kg/h 以下が推奨
されています。

8 n-3 系脂肪酸

社会医療法人寿楽会大野記念病院薬剤部 ● 森住誠 もりずみ・まこと

n-3 系脂肪酸のはたらき

●n-3 系脂肪酸とは

　n-3 系脂肪酸とは、多価不飽和脂肪酸（炭素数が 16 個以上で二重結合をもつ脂肪酸）の一部で、脂肪酸のメチル基（CH_3）炭素から数えて 3 番目の炭素が 2 重結合しているものをいいます。別名 ω 3 系脂肪酸と呼びます。

●n-3 系脂肪酸の作用

　n-6 系脂肪酸はアラキドン酸に代謝され、炎症反応を惹起する脂質メディエーター（PGI2、PGE2、LTB4 など）に変換されます。一方で、n-3 系脂肪酸は n-6 系脂肪酸の代謝を抑制し、炎症反応を惹起させにくい脂質メディエーターの合成を高めるとされています。近年はこの代謝拮抗というはたらきに加え、n-3 系脂肪酸自体が抗炎症性の伝達物質であるレゾルビンやプロテクチンといった物質に変換され、生体機能を調節していることがわかってきました[1]。これらの作用により、n-3 系は強力な抗炎症作用や組織保護作用があるといわれています。

　以前は、エイコサペンタエン酸（EPA）やドコサヘキサエン酸（DHA）の摂取は、心筋梗塞を予防するといわれてきました。しかし現在の見解では、それらの摂取は循環器疾患の予防に有効であるとはいえないと結論づけられています。また、国外において、飽和脂肪酸を n-3 系などの多価不飽和脂肪酸へ置き換えた場合に、心筋梗塞発症率（死亡を含む）を有意に減少するとの報告がありますが、わが国では飽和脂肪酸の摂取量と脳出血および脳梗塞の発症には負の相関が認められています。ただし、n-3 系脂肪酸のなかでも、α-リノレン酸においては、循環器疾患の発症率および死亡率の抑制に弱いながらも有効であるとされています。

n^{-3} 系脂肪酸の摂取

●n-3 系脂肪酸を含む代表的な食物

代表的なものとしては、しそ油（α-リノレン酸を多く含む）や魚油、海藻（EPA、DHAを多く含む）などがあります。ヒトの生体内では、必須脂肪酸であるα-リノレン酸から一部 EPA や DHA に変換されますが、その量はわずかであり、体内の EPA、DHA の量は魚の摂取量に依存します。

●n-3 系脂肪酸の摂取量の目安

『日本人の食事摂取基準（2020 年版）』[2] では、成人男性 2.0 ～ 2.2g/ 日、成人女性 1.6 ～ 2.0g/ 日とされ、n-6/n-3 比はおよそ 4：1 程度がよいとされています。この量を食事から摂取するには、ぶり 1 切れ程度、さんま 1 尾程度と、青魚であれば比較的容易に日常の食事で満たすことができます（79 ページ参照）[3]。しかし、大豆由来の木綿豆腐では 1 丁を摂取しても足りず、肉類も同様に n-6 系脂肪酸が多い食品のため、効率のよい摂取は望めません。

●n-3 系脂肪酸の薬剤

経口摂取ができず高カロリー輸液で栄養管理している患者に対し、現時点で EPA や DHA を中心とした n-3 系脂肪酸を静脈内投与できる薬剤はありません。よって、理想的には早期経腸栄養へ移行し、栄養補助食品や医薬品の経腸栄養剤から n-3 系脂肪酸を補うとよいでしょう。

●引用・参考文献

1) 竹山廣光. 脂質メディエーター. 静脈経腸栄養. 29（1），2014，5-10.
2) 厚生労働省. 「日本人の食事摂取基準（2020 年版）」策定検討会報告書.（https://www.mhlw.go.jp/content/10904750/000586553.pdf，2020 年 6 月閲覧）.
3) 小山祐子ほか. "n-3 系脂肪酸". サービングサイズ栄養素量 100：食品成分順位表. 東京，第一出版，2011，106-9.

第2章　3 大栄養素のはたらきと代謝

n-3系とn-6系の代謝経路

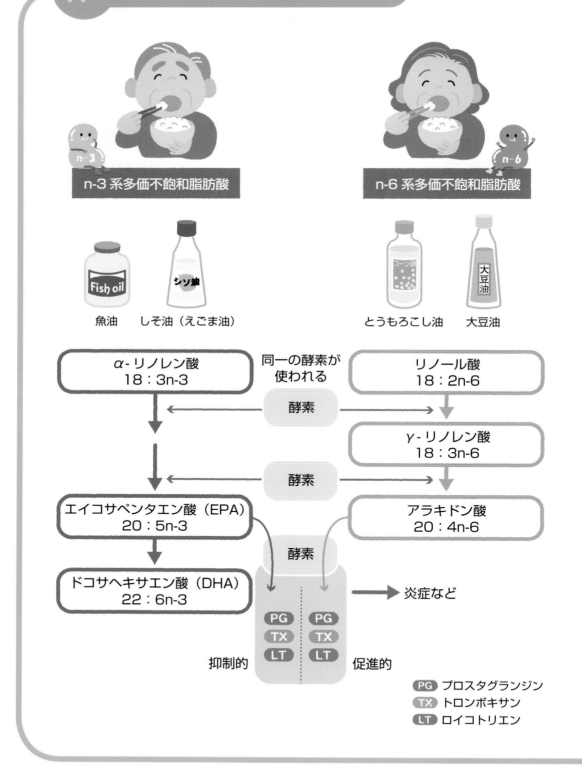

n-3系多価不飽和脂肪酸

魚油　しそ油（えごま油）

n-6系多価不飽和脂肪酸

とうもろこし油　大豆油

| α-リノレン酸 18：3n-3 | 同一の酵素が使われる | リノール酸 18：2n-6 |

酵素

γ-リノレン酸 18：3n-6

酵素

| エイコサペンタエン酸（EPA） 20：5n-3 | | アラキドン酸 20：4n-6 |

酵素

ドコサヘキサエン酸（DHA） 22：6n-3

炎症など

PG　PG
TX　TX
LT　LT

抑制的　　　促進的

PG プロスタグランジン
TX トロンボキサン
LT ロイコトリエン

n-3 系脂肪酸摂取の目安量

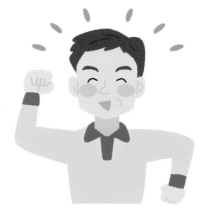

n-3 系脂肪酸摂取の目安量
- 成人男性 2.0 ～ 2.2g/ 日
- 成人女性 1.6 ～ 2.0g/ 日

食品群	食品名	目安	重量（g）	n-3 系脂肪酸（g）	エネルギー（kcal）
豆類	木綿豆腐	1/2 丁	150	0.41	108
魚介類	さんま	1 尾	100	3.95	310
	ぶり	1 切れ	80	2.68	206
	さばみそ煮（缶詰）	1 缶	180	5.99	391
肉類	鳥もも（皮つき）	1/2 枚	80	0.14	309

n-3 系脂肪酸の効率的な摂取

『日本人の食事摂取基準（2020 年版）』[2]
では、n-3 系脂肪酸の目安量は成人男性
2.0 ～ 2.2g/ 日、成人女性 1.6 ～ 2.0g/
日、n-6 系脂肪酸の目安量は成人男性 8 ～
11g/ 日、成人女性 7 ～ 8g/ 日とされ、
n-6/n-3 比はおよそ 4：1 程度がよいとさ
れている。n-3 系脂肪酸の目安量を食事か
ら摂取するには、ぶり 1 切れ程度、さんま
1 尾程度と、青魚であれば比較的容易に日
常の食事で満たすことができる。しかし、
大豆由来の木綿豆腐では 1 丁を摂取しても
足りず、効率のよい摂取は望めない。

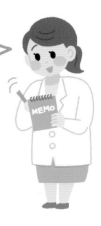

日々の食事で青魚を
食べるように意識し
ましょう。

9 たんぱく質・アミノ酸の代謝

大阪市立大学大学院生活科学研究科栄養医科学教授 ● **羽生大記** はぶ・だいき

た んぱく質の消化・吸収・代謝

　たんぱく質は、体重の約15％程度を占め、その6割程度は筋肉に存在し、残りは血液、内臓組織に含まれています。組織の構成成分であり、酵素やホルモンの主要な構成要素として機能しています。糖質や脂質と同様に、元素として炭素、水素、酸素を含んでいますが、窒素を含んでいるのはたんぱく質のみです。ヒトの体内には約3万種類の異なるたんぱく質が存在しています。たんぱく質は、100個以上のアミノ酸が結合したものですが、アミノ酸が1列に並んだ一次構造、一次構造が折りたたまれ水素結合によってつくられた平面構造が二次構造、二次構造がさらに複雑に折りたたまれた立体構造が三次構造、三次構造がいくつか組み合わさったものが四次構造です。このようにたんぱく質は複雑な高次構造をもっています。

　食事から摂取されたたんぱく質は、まず胃で塩酸によって高次構造が破壊されます。胃の壁細胞から分泌されたプロ酵素であるペプシノーゲンが、胃内の塩酸によって活性化されてペプシンとなり、高次構造を失ったたんぱく質は、アミノ酸が数十個以上結合したポリペプチドに分解されます。続いて十二指腸では、膵臓から大十二指腸乳頭（ファーター乳頭）を経由して分泌されたたんぱく質分解酵素のプロ酵素であるトリプシノーゲン、キモトリプシノーゲンが十二指腸内で活性化されたトリプシン、キモトリプシンによって、アミノ酸数が10個以下のオリゴペプチドにまで短縮され、小腸上皮内の刷子縁膜（微絨毛膜）に取り込まれます。刷子縁膜上で、膵液中にあるカルボキシペプチダーゼや、小腸液中のアミノペプチダーゼ、ジペプチダーゼによって、アミノ酸が3個のトリペプチド、2個のジペプチド、アミノ酸単体にまで分解されます。この刷子縁膜上での消化は「膜消化」と呼ばれ、それまでの消化管内での「管腔内消化」とは区別されます。

　小腸からの吸収に際しては、アミノ酸、ジペプチド、トリペプチドは、それぞれの輸送

担体（トランスポーター）を経て、上皮細胞内に取り込まれます。ジペプチド、トリペプチドは PEPT1 というアミノ酸単体とは別のトランスポーターから吸収されます。取り込まれたジペプチド、トリペプチドは上皮細胞内でアミノ酸に分解されます。

　不要になったたんぱく質は、細胞内の処理機構によってアミノ酸に分解され、一部はアミノ酸プールに入り再利用され、一部はアンモニアから尿素になって体外に排出されます。

ア ミノ酸の代謝

　たんぱく質は、20 種類のアミノ酸から構成されています。人体においては、毎日合成と分解が行われています。食事から摂取されたたんぱく質は、アミノ酸に消化されて、門脈を経由して肝臓に運搬され、必要なたんぱく質に再合成されます。一方で、ヒトには体内のたんぱく質を分解したことで得られる遊離アミノ酸を貯蔵しておくシステムがあり、「アミノ酸プール」と呼ばれています。アミノ酸プールは、血液や各組織に存在する遊離アミノ酸の総称といえます。遊離アミノ酸は、血中や細胞内をめぐっており、必要に応じて細胞のなかやプールを行き来していると考えられます。肝臓におけるたんぱく質の合成量は約 200g/ 日、分解も 200g/ 日で、摂取量が 60g/ 日、燃焼・排出される量は 60g/ 日で、平衡状態にあります。すなわち、経口摂取されるアミノ酸よりも、はるかに多くのアミノ酸をアミノ酸プールからたんぱく質合成に用いていることになります。この 20 種類のアミノ酸を材料に、核内にあるデオキシリボ核酸（DNA）の情報に基づいてたんぱく質の合成が行われます。

　アミノ酸は、アミノ基転移酵素（アスパラギン酸アミノ基転移酵素〈AST〉やアラニンアミノ基転移酵素〈ALT〉）によってアミノ基を失って α - ケト酸に代謝されます。α - ケト酸は TCA サイクル（クエン酸回路）に入ってアデノシン三リン酸（ATP）産生に使われたり、グルコースや脂肪酸を合成する基質になったりします。アミノ基は、α - ケトグルタル酸に渡され、グルタミン酸が生成されます。グルタミン酸からは酸化的脱アミノ反応によってアンモニアと α - ケトグルタル酸が産生されます。アンモニアは有害なため、肝臓で尿素回路に入って無害な尿素に転換され尿中へ排出されます。α - ケトグルタル酸はアミノ酸合成に再利用されたり、TCA サイクルでエネルギー基質として利用されます。

●引用・参考文献
　1）川島由起子監修．"栄養素の消化吸収：たんぱく質の消化吸収"．カラー図解栄養学の基本がわかる事典．第 2版．東京，西東社，2015，38-41．
　2）川島由起子監修．"たんぱく質・糖質・脂質の働き：たんぱく質の構造と働き"．前掲書 1），64-7．

たんぱく質の消化・吸収

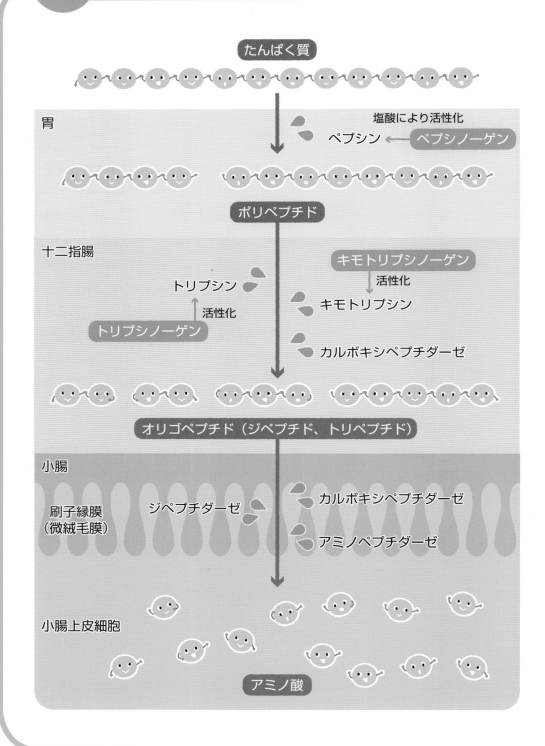

たんぱく質

胃　　　　　　　　　　　　　　　　　　　塩酸により活性化
　　　　　　　　　　　　　　　ペプシン ← ペプシノーゲン

ポリペプチド

十二指腸

キモトリプシノーゲン
　　　　　　活性化
トリプシン　　　　　キモトリプシン
　　　活性化
トリプシノーゲン　　カルボキシペプチダーゼ

オリゴペプチド（ジペプチド、トリペプチド）

小腸

刷子縁膜　　　ジペプチダーゼ　　　カルボキシペプチダーゼ
（微絨毛膜）
　　　　　　　　　　　　　　　　アミノペプチダーゼ

小腸上皮細胞

アミノ酸

アミノ酸代謝の流れ

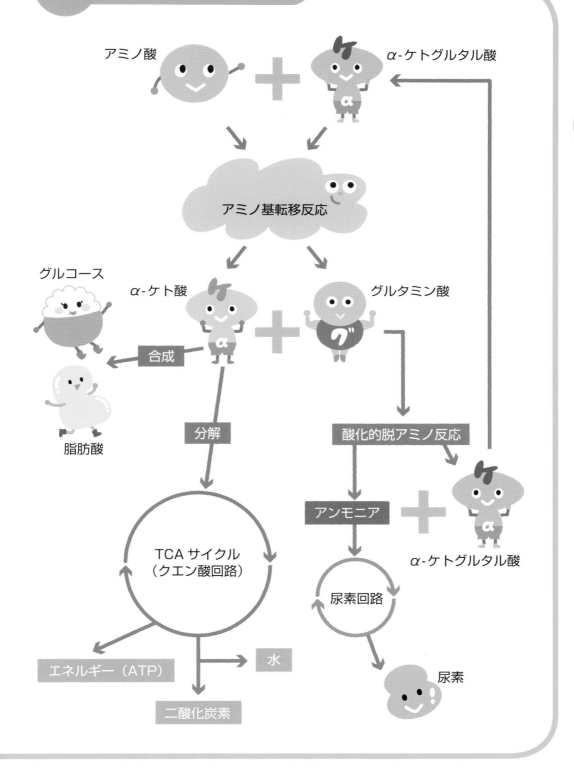

アミノ酸 + α-ケトグルタル酸

アミノ基転移反応

グルコース
α-ケト酸 + グルタミン酸

合成

脂肪酸

分解

酸化的脱アミノ反応

アンモニア + α-ケトグルタル酸

TCA サイクル
（クエン酸回路）

尿素回路

エネルギー（ATP）

水

二酸化炭素

尿素

10 分岐鎖アミノ酸（BCAA）

大阪市立大学大学院生活科学研究科栄養医科学教授 ● **羽生大記** はぶ・だいき

必須アミノ酸（不可欠アミノ酸）

アミノ酸の性質は側鎖の構造によって決まります。9種類の必須アミノ酸（不可欠アミノ酸）のうち、側鎖に枝分かれ構造を有するアミノ酸を分岐鎖アミノ酸（BCAA）と呼び、イソロイシン、ロイシン、バリンの3種類が含まれます。BCAAは、食事として摂取される必須アミノ酸の約50％を占めるといわれています。また、健常人におけるBCAAの推定必要量は4g/日程度であるとされています。

BCAAは、ほかのアミノ酸と比較して代謝上の特色があり、機能性アミノ酸としても生体にとって貴重な機能を有していることがわかってきており、それぞれ単独で、あるいは3種類を一定の比で混ぜたミクスチャーが、栄養補助食品、サプリメントのみならず、保険適用を受けた薬剤としても用いられています。

肝硬変に対するBCAAの薬理効果

BCAAの薬理効果としては、肝硬変に対するBCAA補充療法がよく知られています。肝硬変に伴う血中アミノ酸のバランス異常は、フィッシャー比（血中BCAA/芳香族アミノ酸のモル比）の低下として知られています。この相対的なBCAA不足に対して、BCAA顆粒製剤（リーバクト®配合顆粒〈EAファーマ〉）の12g/日の投与で、肝硬変に伴う低アルブミン血症の改善効果が得られます。BCAAはmTORを活性化することと、ポリピリミジントラクト結合たんぱく質（PBT）の核内移行を刺激し、アルブミンメッセンジャーRNA（mRNA）に結合することで、アルブミンのmRNA翻訳と合成を促進すると考えられています[1]。低アルブミン血症を示す肝硬変に対して高たんぱく食を与えると、代謝産物であるアンモニアの処理能力を超えてしまい、高アンモニア血症、肝性脳症が増悪してしまうという現象を「肝硬変に伴うたんぱく不耐症」といい、肝硬変に対する栄養療法

の大きな課題でしたが、BCAAをより多く配分することで、肝性脳症を悪化させることなく、必要量のたんぱく質を補充できるようになりました。

　BCAAを高用量配合した肝不全用経腸栄養剤（アミノレバン®EN配合散〈大塚製薬〉、ヘパンED®配合内用剤〈EAファーマ〉）は、経口摂取不十分な非代償期肝硬変に対して、低栄養状態を改善するとともに、肝性脳症を軽減する作用が認められています。同様にBCAA高用量配合アミノ酸輸液（アミノレバン®点滴静注〈大塚製薬工場〉、モリヘパミン®点滴静注〈エイワイファーマ〉）は、点滴静注することで慢性肝不全に伴う肝性脳症からの覚醒効果を示します。このBCAAによる肝性脳症改善効果の機序として、①中枢神経において、偽性神経伝達物質の前駆体となる芳香族アミノ酸の脳内への侵入を血液脳関門で競合することで阻害する、②肝硬変では、神経毒作用のあるアンモニアを肝臓内の尿素回路で処理する能力が低下するため、代わりにBCAAが筋肉内でアンモニアを代謝する、の2点が想定されています。しかし、劇症肝炎などの急性肝不全に伴う意識障害には適応がないことに注意が必要です。

　BCAAの肝硬変に伴うインスリン抵抗性の改善、および細胞増殖を促進すると考えられている高インスリン血症の軽減などを通じた肝発がん抑制効果も注目されています[1, 2]。

サ ルコペニア対策としてのBCAAの効果

　近年、BCAAの骨格筋に対する作用が注目されています。BCAAのなかでも、おもにロイシンは、mTORを介してシグナル伝達を活性化することで筋たんぱくの合成を促進すること、同様にmTORの活性化によって筋たんぱくの分解を抑制し、結果として筋たんぱくの増加を促すと考えられています。一定の負荷を伴うエクササイズ、レジスタンストレーニング後のBCAA補充によって、筋たんぱく合成促進効果があるとされ、アスリートを対象としたスポーツ栄養の分野や、加齢に伴う骨格筋減少症（サルコペニア）に対する効果[3]が期待されています。

● 引用・参考文献
1) Kawaguchi, T. et al. Branched-chain amino acids as pharmacological nutrients in chronic liver disease. Hepatology. 54（3）, 2011, 1063-70.
2) Kawaguchi, T. et al. Branched-chain amino acids prevent hepatocarcinogenesis and prolong survival of patients with cirrhosis. Clin. Gastroenterol. Hepato. 12（6）, 2014, 1012-8.
3) Kim, HK. et al. Effects of exercise and amino acid supplementation on body composition and physical function in community-dwelling elderly Japanese sarcopenic women : a randomized controlled trial. J. Am. Geriatr. Soc. 60（1）, 2012, 16-23.

BCAA のアルブミン合成促進作用

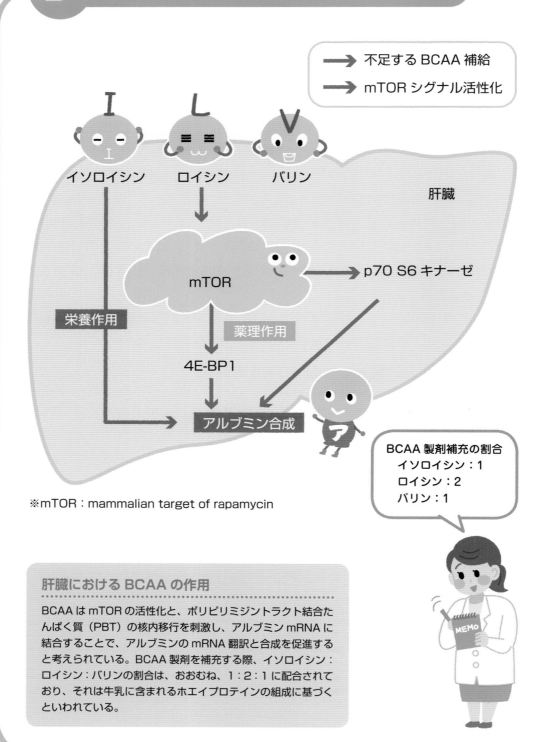

→ 不足する BCAA 補給

→ mTOR シグナル活性化

イソロイシン　ロイシン　バリン

肝臓

栄養作用

mTOR → p70 S6 キナーゼ

薬理作用

4E-BP1

アルブミン合成

※mTOR：mammalian target of rapamycin

BCAA 製剤補充の割合
イソロイシン：1
ロイシン：2
バリン：1

肝臓における BCAA の作用

BCAA は mTOR の活性化と、ポリピリミジントラクト結合た
んぱく質（PBT）の核内移行を刺激し、アルブミン mRNA に
結合することで、アルブミンの mRNA 翻訳と合成を促進する
と考えられている。BCAA 製剤を補充する際、イソロイシン：
ロイシン：バリンの割合は、おおむね、1：2：1 に配合されて
おり、それは牛乳に含まれるホエイプロテインの組成に基づく
といわれている。

ロイシンによる高齢者の骨格筋量増量効果

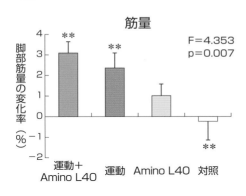

筋量

脚部筋量の変化率（%）

F=4.353
p=0.007

運動+Amino L40 ** / 運動 ** / Amino L40 / 対照 **

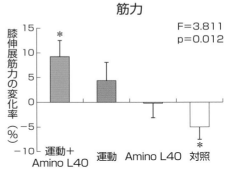

筋力

膝伸展筋力の変化率（%）

F=3.811
p=0.012

運動+Amino L40 * / 運動 / Amino L40 / 対照 *

ロイシンと骨格筋量増量効果

ロイシンの割合を40%まで高めた製品「Amino L40」（味の素）の摂取と運動により、高齢者の筋量・筋力が有意に改善したというデータがある[3]。

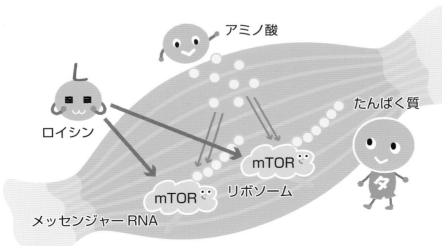

アミノ酸

L

ロイシン

たんぱく質

mTOR

リボソーム

mTOR

メッセンジャー RNA

たんぱく質
○○○○○

アミノ酸
○

ロイシンと必須アミノ酸のはたらき

ロイシンは、mTORを介してシグナル伝達を活性化することで筋たんぱくの合成を促進し、mTORの活性化によって筋たんぱくの分解を抑制するため、筋たんぱくの増加を促すと考えられている。
● **ロイシン**：筋たんぱく合成のシグナルを出す。
● **必須アミノ酸**：筋たんぱく合成材料として重要。

11 グルタミン・アルギニン

大阪市立大学大学院生活科学研究科栄養医科学教授 ● **羽生大記** はぶ・だいき

非 必須アミノ酸

　人体におけるたんぱく質を構成するアミノ酸は20種類です。そのうち9種類は、人体では合成できず、外的に補充しなければならないので、必須アミノ酸（不可欠アミノ酸）といいます。残りは、体内でほかのアミノ酸から合成することができるので、非必須アミノ酸といいます。アルギニン、アラニン、システイン、チロシン、プロリン、セリン、グリシン、アスパラギン酸、アスパラギン、グルタミン酸、グルタミンです。また非必須アミノ酸のなかで、生体に大きな侵襲が加わったときに需要が増大し、非必須アミノ酸ながら体外からの補充が望ましいとされるものに、グルタミンとアルギニンがあります。この2種類のアミノ酸は、たんぱく質合成の材料としてのみならず、機能性アミノ酸として、生体内でさまざまな機能を有していることがわかってきました。特定の栄養素を投与することによって、患者の免疫能を高めようとするイムノニュートリションという考え方のなかで、アルギニンとグルタミンは免疫増強経腸栄養剤の中心的な成分となっています。

グ ルタミンとアルギニン

●グルタミン

　グルタミンは、生体内でもっとも多量に存在するアミノ酸で、アミノ酸プールの50％以上を占めるといわれています。しかし、敗血症、多発外傷、広範囲熱傷、大手術など、生体が大きな侵襲にさらされる場合、グルタミンの需要が大きくなり、相対的にグルタミン欠乏状態になるといわれています。臨床栄養領域で注目されているグルタミンの機能に、小腸粘膜上皮細胞のエネルギー基質として利用される点があげられます。小腸粘膜上皮細胞は、数日の絶食によって容易に萎縮に陥り、粘膜防御機構が破綻し、バクテリアルトランスロケーションを来すことが知られており、萎縮を防ぐ目的で、グルタミン、オリゴ糖、

水溶性食物繊維を配合した食品（GFO®〈大塚製薬工場〉）が用いられています。

グルタミンは、骨髄細胞、免疫担当細胞のエネルギー基質であり、免疫細胞、線維芽細胞の活性化を担い、核酸合成にも必須の栄養素です。また生体が重度の侵襲下においては、細胞保護や免疫調整機能に関与する遺伝子のスイッチを制御するシグナル伝達物質であるともいわれています。実際、大きな手術後の患者や集中治療室（ICU）症例にグルタミンを投与し、術後感染症の減少やICU在院日数を短縮させたという報告もあります。欧州臨床栄養代謝学会（ESPEN）のガイドラインでは、侵襲下において、経静脈的、経腸的いずれもグルタミン投与は推奨されています[1]。一方で、グルタミンは非必須アミノ酸ですので、種々の病態でほかのアミノ酸に代謝されるなど複雑な代謝様式のため、グルタミン投与の有効性を否定する結果も少なからず報告されています。有効性そのもの、有効な投与経路、投与量に関しては一定の見解が得られていないのが現状です。

● アルギニン

アルギニンは、グルタミンがシトルリンに変換され、腎臓においてシトルリンから合成されます。侵襲下においては需要が合成を上回るため、条件つき必須アミノ酸と考えられています。たんぱく合成に必須のポリアミン、核酸や一酸化窒素（NO）の前駆体であり、また成長ホルモン、プロラクチンの分泌刺激作用もあります。T細胞の増殖・分化・成熟にも関与することから、免疫能賦活効果も期待され、ヒドロキシプロリンの合成にも関与することで、創傷治癒促進効果もあるとされています。これらのアルギニンの効果を期待して、おもにn-3系脂肪酸、核酸などを配合した免疫賦活栄養剤が開発され、待機手術前に投与し、術後感染症の減少、在院日数の短縮などの効果が報告され、ガイドライン上も推奨されています[1, 2]。一方で、敗血症患者においては、アルギニン投与によるNOの増加が、血管拡張による血圧低下を来しうること、高度炎症に伴う活性酸素とNOによる臓器障害の増悪などが懸念され、投与に否定的な意見もあります[3]。

● 引用・参考文献

1) Kreymann, KG. et al. ESPEN Guidelines on Enteral Nutrition : Intensive care. Clin. Nutr. 25(2), 2006, 210-23.
2) McClave, SA. et al. Guidelines for the Provision and Assessment of Nutrition Support Therapy in the Adult Critically Ill Patient : Society of Critical Care Medicine (SCCM) and American Society for Parenteral and Enteral Nutrition (A.S.P.E.N.). JPEN. 33 (3), 2009, 277-316.
3) Heyland, DK. Immunonutrition in the critically ill patient : more harm than good? JPEN. 25(2 Suppl), 2001, S51-5 : discussion S55-6.
4) 村越智ほか. 特殊な栄養療法：イムノニュートリション. ニュートリションケア. 5 (4), 2012, 366-7.
5) 福島亮治. ICU患者の栄養管理：免疫強化栄養. 栄養：評価と治療. 29 (4), 2012, 316-9.

イムノニュートリションの作用

イムノニュートリションの利点
- 感染症合併症の減少
- 入院期間の短縮
- 医療費の削減

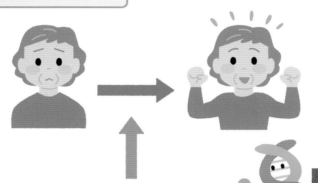

核酸
免疫増強

n-3 系脂肪酸
白血球過剰活性化防止
抗炎症

アルギニン
免疫増強
たんぱく同化
末梢血管拡張
微小循環改善

グルタミン
免疫増強
腸管バリア増強
酸化ストレス防止

免疫増強経腸栄養剤
おもに免疫反応を増強する

免疫調整経腸栄養剤
抗炎症作用を有する

  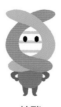

アルギニン　　グルタミン　　核酸　　　　n-3 系脂肪酸　　ビタミン　　各種微量元素

さまざまな免疫栄養療法と適応

G：グルタミン
アミノ酸の一種で
生体内ではもっとも多いアミノ酸

F：ファイバー
水溶性食物繊維は
腸内細菌により短鎖脂肪酸
に分解され利用される

O：オリゴ糖
善玉菌とされている
ビフィズス菌の食糧となる

GFOの投与意義と投与基準

- **GFOの投与意義**：免疫増強、筋たんぱく崩壊抑制・合成促進、腸管刺激、整腸作用。
- **GFOの投与基準**：1週間以上の絶食、高度外傷、急性膵炎、敗血症、熱傷（体表面積の15%以上）、MRSA感染症、腸炎、偽膜性腸炎。

免疫栄養の適応

- **アルギニン、n-3系脂肪酸、核酸を豊富に含む経腸栄養剤**：待機手術で術前から投与、外傷患者、熱傷患者、人工呼吸器装着患者（重症な敗血症でない）。
- **n-3系脂肪酸、γ-リノレン酸、抗酸化物質を豊富に含む経腸栄養剤**：敗血症を伴う急性呼吸窮迫症候群（ARDS）、急性肺傷害（ALI）。
  ※強化栄養素のみを投与した研究では効果がなく、むしろ有害であったという報告がある。
- **グルタミンの経腸投与**：外傷患者、熱傷患者。
- **グルタミンの経静脈投与**：静脈栄養が必要なICU患者。

おもな免疫調整栄養剤と強化栄養素

インパクト®
（ネスレ日本株式会社 ヘルスサイエンス カンパニー）
- アルギニン
- n-3系不飽和脂肪酸
- 核酸

明治メイン（明治）
- n-3系不飽和脂肪酸

イムン®アルファ（テルモ）
- アルギニン
- n-3系不飽和脂肪酸
- グルタミン

グルタミンとアルギニンの作用

- **グルタミン**：腸管粘膜のもっとも重要なエネルギー基質、腸管の構造や機能維持に重要、バクテリアルトランスロケーションの抑制、免疫細胞の活性化、たんぱく代謝の改善、侵襲生体ではグルタミンの必要量が供給量を上回る。
- **アルギニン**：一酸化窒素（NO）の前駆物質、下垂体に作用し成長ホルモンなどの分泌を刺激、創傷治癒を促進（ヒドロキシプロリンの合成に重要）、リンパ球などの免疫細胞の成長や増殖を賦活、成長期やストレス下では体内の合成のみではその需要を満たしきれない。

第2章

3大栄養素のはたらきと代謝

MEMO

....

....

....

....

....

....

....

....

....

....

....

....

....

....

....

....

ビタミン・
食物繊維・
シンバイオティクス
のはたらき

① 静脈栄養におけるビタミン

地方独立行政法人府中市病院機構府中市民病院薬剤部科長 ● **奥本真史** おくもと・しんじ

管 理栄養士も知っておきたい輸液製剤におけるビタミン製剤

　十分に食事がとれていない入院患者への点滴投与は、日常においてよくみかける光景です。栄養を考えるとき、エネルギー（カロリー）や水分量、電解質などは気にかける傾向にありますが、ビタミンについてまでは、なかなか考慮することは少ないのではないでしょうか。ビタミン投与不足による患者への不利益についても、栄養量を考えるときには重要です。輸液製剤におけるビタミン製剤についての知識をもっていれば、医療現場で役立ちます。経口・経腸栄養が不可能な場合の高カロリー輸液療法（TPN）の施行において、ビタミンの補給は必須です。TPN 中のビタミン B_1 欠乏によるウェルニッケ脳症や乳酸アシドーシスが原因で死亡した例が報告されています[1]。このことからも静脈栄養法におけるビタミン投与の必要性が見直されています。また、末梢静脈栄養製剤にもビーフリード®輸液のように、ビタミン B_1 が含有されている製剤が存在するなど、輸液においてビタミンの投与を考慮することは重要になってきています。

製 剤上の特徴

　TPN におけるビタミンの処方に関しては、1975 年に米国の American Medical Association（AMA）からガイドライン（AMA 基準）[2] が示され、1984 年には日本人の栄養所要量を基にした処方が大阪大学の研究グループにより定められました[3]。近年、欧米において静脈栄養における各種栄養素の 1 日必要量に関する見直しが行われ、2000 年に米国食品医薬品局（FDA）によりガイドラインが改定されました[4]。そのなかで、ビタミン B_1 は 6mg/ 日の投与が推奨されるようになっています。また、総合ビタミン剤が配合されていない TPN キット製剤を用いる場合や、病態に応じてアミノ酸輸液と高濃度電解質輸液などを用いて TPN を調整する場合には、TPN 用総合ビタミン剤の混注を忘れな

いように注意が必要です [5]。

高 カロリー輸液用総合ビタミン製剤の注意点

　適応は経口・経腸・経管栄養の補給が不能または不十分で、TPN が必要な場合のビタミン補給として使用します。重篤な肝障害の患者では、アミノ酸の代謝が十分に行われず、症状が悪化するおそれがあるため禁忌です。重篤な腎障害の患者は、水分、電解質の過剰投与に陥りやすく、またアミノ酸の代謝産物である尿素などが滞留することなどによって、症状が悪化するおそれがあるため禁忌です。

　総合ビタミン製剤はパンテノールを含んでおり、出血時間を延長することがあるので、血友病の患者には投与しません。また、ビタミン D を含有しているため、高カルシウム血症の患者には、血液・尿検査を実施し、異常が認められた場合は投与を中止します。腎障害がある患者では、ビタミン D により血中カルシウム濃度が上昇し、副作用が強く発現する可能性があるため、慎重に投与します。外国において、妊娠前 3 ヵ月から妊娠初期 3 ヵ月までにビタミン A を 10,000IU/ 日以上摂取した女性から出生した児に、頭蓋神経堤などを中心とする奇形発現の増加が推定されたとする疫学調査結果があります。そのため、妊娠 3 ヵ月以内または妊娠を希望する人に投与する場合は用法・用量に留意します。ビタミン K 拮抗薬のワルファリンカリウム投与患者では、ビタミン K 欠乏状態を検査し、モニタリングして投与量を決めるべきです。フィトナジオン（ビタミン K_1）がワルファリンカリウムの作用に拮抗するため、ワルファリンカリウムの作用が減弱することがあります。ピリドキシン塩酸塩はパーキンソン病治療薬のレボドパの血中での脱炭酸化を促進し、脳内作用部位への到達量を減少させるため、併用には注意します。高齢者では、生理機能の低下が認められることが多いため、減量するなどの注意が必要です。

● 引用・参考文献
1）中崎久雄ほか. 高カロリー輸液と代謝性アシドーシス. 外科と代謝・栄養. 27, 1993, 459-65.
2）American Medical Association Department of Foods and Nutrition. Multi vitamin preparations for parenteral uses, a statement by the Nutrition Advisory Group. JPEN. 3 (4), 1979, 258-62.
3）佐川賢一ほか. 輸液製剤の使い方：ビタミン製剤. 薬局. 55 (2), 2004, 61-6.
4）Food and Drug Administration. Parenteral Multi vitamin Products : Drugs for Human Use ; Drugs Efficacy Study Implementation ; Amendment. Federal Register. 65 (Issue 77), 2000, 21200-1.
5）佐々木雅也ほか. 静脈栄養におけるビタミン不足. 臨床栄養. 130 (2), 2017, 165-8.
6）ASPEN Board of Directors and The Clinical Guidelines Task Force. Guidelines for the Use of Parenteral and Enteral Nutrition in Adult and Pediatric Patients. JPEN. 26 (suppl), 2002, 22SA-32SA.

高カロリー輸液とビタミン

高カロリー輸液投与時のビタミン推奨量

各種ビタミン	製剤に含まれている成分	ガイドライン推奨量 [2, 4, 6]
ビタミンA （レチノール）	レチノールパルミチン酸 エステル	3,300IU/日 [2]
ビタミンD （カルシフェロール）	エルゴカルシフェロール（D_2） コレカルシフェロール（D_3）	5μg/日 [2]
ビタミンE （トコフェロール）	トコフェロール酢酸エステル	10mg/日 [2]
ビタミンK （フィトナジオン、 メナテトレノン）	フィトナジオン（K_1） メナテトレノン（K_2）	1mg/日 [6]
ビタミンB_1 （チアミン）	チアミン塩酸塩	3mg/日 [2] 6mg/日 [4]
ビタミンB_2 （リボフラビン）	リボフラビンリン酸 エステルナトリウム	3.6mg/日 [2]

高カロリー輸液用総合ビタミン製剤の使用における注意点

- 重篤な肝障害：禁忌。
- 重篤な腎障害：禁忌。
- 血友病：投与しない。
- 高カルシウム血症：血液・尿検査を実施し、異常が認められた場合は投与中止。
- 腎障害：慎重投与。
- 妊娠3ヵ月以内または妊娠希望者：用法・用量に留意。
- ワルファリンカリウム投与中：投与量はビタミンK欠乏状態を検査し、モニタリングして決定。ワルファリンカリウムの作用が減弱する可能性あり。
- パーキンソン病治療薬投与中：レボドパとの併用には注意。
- 高齢者：減量などの注意が必要。

各種ビタミン		製剤に含まれている成分	ガイドライン推奨量 [2、4、6]
ビタミン B6 （ピリドキシン、 　ピリドキサール、 　ピリドキサミン）		ピリドキシン塩酸塩	4mg/ 日 [2]
ビタミン B12 （コバラミン）		シアノコバラミン	5μg/ 日 [2]
ナイアシン （ニコチン酸、 　ニコチン酸アミド）		ニコチン酸アミド	40mg/ 日 [2]
パントテン酸		パントテン酸	15mg/ 日 [2]
葉酸		葉酸	400μg/ 日 [2]
ビオチン		ビオチン	60μg/ 日 [2]
ビタミン C （アスコルビン酸）		アスコルビン酸	100mg/ 日 [2] 200mg/ 日 [4]

高カロリー輸液用総合ビタミン製剤の副作用などの注意点

重大な副作用として、ショック状態（血圧低下、意識障害、呼吸困難、チアノーゼ、悪心、掻痒感など）を起こすことがある。時に、発疹、腹痛、下痢などを起こすこともある。長期・大量投与による過剰症には注意が必要である。ビタミン A は半減期が 200 ～ 300 日と長いため、とくに長期投与には注意する [3]。

第3章　ビタミン・食物繊維・シンバイオティクスのはたらき

2 ビタミンB₁・ビタミンB₂

地方独立行政法人府中市病院機構府中市民病院薬剤部科長 ● **奥本真史** おくもと・しんじ

ビタミン B₁ のはたらき

●ビタミン B₁ の生理作用・特徴

　ビタミン B₁ 二リン酸エステルは数種類の糖代謝酵素の補酵素としてはたらきます。糖代謝は人がエネルギーを得るために重要な経路で、グルコースがピルビン酸に変わるまでの経路は嫌気性で「解糖系」といいます。生じたピルビン酸は好気的な条件下で酸化的に脱炭酸され、アセチル CoA を生じ、TCA 回路に入ります。たんぱく質や脂質もアミノ酸、脂肪酸となり TCA 回路に受け入れられます。ビタミン B₁ 二リン酸は、ペントース–リン酸サイクルのトランスケトラーゼ、ピルビン酸とα–ケトグルタル酸を酸化的脱炭酸するピルビン酸脱水素酵素とα–ケトグルタル酸脱水素酵素の補酵素となります。ビタミン B₁ は、神経機能においてさまざまな作用が存在するとされています[1]。

●ビタミン B₁ の消化・吸収・代謝

　生細胞内のビタミン B₁ の大半は、補酵素型のチアミンジリン酸（TDP）として存在し、酵素たんぱく質と結合した状態で存在しています。食品を調理・加工する過程および胃酸環境下で、多くの TDP は酵素たんぱく質が変性して遊離します。遊離した TDP のほとんどは消化管内のホスファターゼによって加水分解され、チアミンとなった後、空腸と回腸において能動輸送で吸収されます[2]。

●ビタミン B₁ 欠乏症

　ビタミン B₁ が不足すると、グルコースから生成したピルビン酸が分解されずに体内に蓄積され、脚気やウェルニッケ脳症がひき起こされます。これらでは、食欲不振や倦怠感、四肢のしびれ、浮腫、運動失調、眼球運動麻痺などの症状がみられます。また、ビタミン B₁ の不足によって糖代謝に異常を来し、神経障害が起こったり[3]、乳酸アシドーシスの報告もあります。

ビタミン B₂ のはたらき

●ビタミン B₂ の生理作用・特徴

　ビタミン B₂（リボフラビン）は、フラビンモノヌクレオチド（FMN）、フラビンアデニンジヌクレオチド（FAD）に変換され作用を発揮します。また、共有結合型 FAD を結合したフラビン酵素の補酵素としてもはたらきます。フラビン酵素は、ミトコンドリアやミクロソームの電子伝達系に含まれる酸化還元反応をはじめとして、生体内の多くの酸化還元反応、酸素添加反応を触媒し、エネルギーの獲得、脂肪酸の代謝、薬物や外来物質の代謝に関与します[4]。

●ビタミン B₂ の消化・吸収・代謝

　生細胞中のリボフラビンの大半は、FAD あるいは FMN として酵素たんぱく質と結合した状態で存在しています。調理加工過程および胃酸環境下で、ほとんどの FAD や FMN は遊離します。遊離した FAD や FMN は小腸粘膜で加水分解され、リボフラビンになった後、小腸上皮細胞において能動輸送で吸収されます。これらの過程は食品ごとに異なり、一緒に食べる食品にも影響を受けると推測されます[2]。

●ビタミン B₂ 欠乏症

　ビタミン B₂ 欠乏症は、単にビタミン B₂ の摂取不足によってのみ現れるのではなく、吸収され、補酵素型に変換されて生体内の酵素反応が正常に進行し、生理作用を発揮するまでの過程のどこかで障害が起こった場合にも呈します。すなわち、小腸からの吸収段階、リボフラビンから補酵素型への酸素的変換の過程、酵素たんぱく質との結合の段階、フラビン酵素反応の阻害などです。たとえば、肝疾患や下垂体疾患、糖尿病などに伴うビタミン B₂ 欠乏症の発生は、主としてリボフラビンの補酵素型への変換が阻害されることによるものです。さまざまな薬剤の連用によってもビタミン B₂ 欠乏症が現れ、とくに食生活が充足していない場合には、薬剤の影響により顕著な欠乏症が認められます[4]。

●引用・参考文献

1）日本ビタミン学会編."ビタミン B₁".ビタミンの事典.東京，朝倉書店，1996，153-5.
2）厚生労働省.「日本人の食事摂取基準（2020 年版）」策定検討会報告書.（https://www.mhlw.go.jp/content/10904750/000586553.pdf，2020 年 6 月閲覧）.
3）尾園千佳.ビタミン B₁.ニュートリションケア.9（4），2016，312-3.
4）日本ビタミン学会編."ビタミン B₂".前掲書 1），183-5.
5）文部科学省.日本食品標準成分表 2015 年版（七訂）について.（https://www.mext.go.jp/a_menu/syokuhinseibun/1365295.htm，2020 年 6 月閲覧）.

第3章　ビタミン・食物繊維・シンバイオティクスのはたらき

ビタミン B₁ を多く含む食品と医薬品

ビタミン B₁ を多く含む食品

たらこ
0.71mg

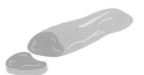
豚ひれ肉
1.32mg

うなぎかば焼き
0.75mg

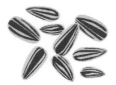
ひまわり
1.72mg

らっかせい
0.85mg

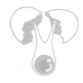
卵黄
0.21mg

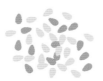
ごま
0.95mg

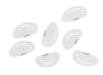
大豆
0.71mg

100g あたり：文部科学省「日本食品標準成分表 2015 年版（七訂）」より

医薬品としてのビタミン B₁

- 医薬品：フルスルチアミン塩酸塩、オクトチアミンなど。
- 効能・効果：ビタミン B₁ 欠乏症の予防および治療…ビタミン B₁ の需要が増大し、食事からの摂取が不十分な際の補給（消耗性疾患、甲状腺機能亢進症、妊産婦、授乳婦、はげしい肉体労働時など）、ウェルニッケ脳症、脚気衝心、神経痛、筋肉痛、関節痛末梢神経炎、末梢神経麻痺など。

ビタミン B₂ を多く含む食品と医薬品

ビタミン B₂ を多く含む食品

鶏レバー
1.80mg

アーモンド
1.06mg

納豆
0.56mg

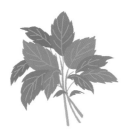

モロヘイヤ
0.42mg

卵黄
0.52mg

牛乳
0.15mg

カマンベールチーズ
0.48mg

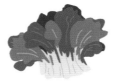

まいたけ
0.19mg

100g あたり：文部科学省「日本食品標準成分表 2015 年版（七訂）」より

ビタミン B₂ 欠乏症をひき起こす薬剤

ビタミン B₂ 欠乏症は、テトラサイクリンなどの抗菌薬やクロロプロマジンなどの向精神薬、経口避妊薬などの薬物の連用によっても起こる。とくに食生活が充足していない場合には、これらの薬物の投与で顕著な欠乏症が認められる。臨床症状としては、口角炎や口唇の発赤などの口唇症状、眼膜炎、白内障、脂漏性皮膚炎、網状赤血球減少を伴う貧血などがある [4]。

医薬品としてのビタミン B₂

- **医薬品**：フラビンアデニンジヌクレオチドナトリウム（FAD）、リボフラビンなど。
- **効能・効果**：ビタミン B₂ 欠乏症の予防および治療…口角炎、口唇炎、舌炎、口内炎、急・慢性湿疹、脂漏性湿疹、ペラグラなど。

3 ナイアシン・ビタミンB₆

地方独立行政法人府中市病院機構府中市民病院薬剤部科長 ● **奥本真史** おくもと・しんじ

ナ イアシンのはたらき

●ナイアシンの生理作用・特徴

　ナイアシンという名称は「ナイアシン活性」というように、ビタミンとして生理活性を現すときに使用され、ニコチン酸と同じ生物活性を有するピリジン-3-カルボン酸誘導体の総称として使われています。ナイアシン活性を有する代表的なものに、ニコチン酸とニコチンアミドがあります[1]。ナイアシンは糖質、脂質、たんぱく質代謝など、さまざまな物質の代謝にかかわる酵素です。ニコチン酸は肝臓でニコチンアミドに変わり、ニコチンアミドアデニンジヌクレオチド（NAD）、またはニコチンアミドアデニンジヌクレオチドリン酸（NADP）に合成されます。NAD は、糖質、脂質、たんぱく質からエネルギーを生産する経路ではたらき、NADP は、脂肪酸やステロイドの合成に水素を供給する酸化還元反応のはたらきがあります。ナイアシンは、多くの酸化還元反応で補酵素としてはたらくだけでなく、核内の転写の活性化や抑制、アルコールの代謝にも関与しています[2]。

●ナイアシンの消化・吸収・代謝

　生細胞内のナイアシンは、おもにピリジンヌクレオチドとして存在します。調理加工過程で、ピリジンヌクレオチドは分解され、動物性食品ではニコチンアミドとして、植物性食品ではニコチン酸として存在します。食品中のピリジンヌクレオチドは、消化管内でニコチンアミドに加水分解され、ニコチンアミド、ニコチン酸は小腸から吸収されます[3]。

ビ タミン B₆ のはたらき

●ビタミン B₆ の生理作用・特徴

　ビタミン B₆ の生理作用は、ビタミン B₆ 依存性酵素の補酵素としての作用とホルモンの調節因子としての作用に大別できます。生体内で実際に生理作用を示すのは、ピリドキサ

ール 5′-リン酸です [4]。ビタミン B6 は、アミノ酸代謝における数多くの酵素の補酵素で、とくにピリドキサール 5′-リン酸は、ほぼすべてのアミノ酸の代謝（アミノ基転移反応、脱炭酸反応など）、神経伝達物質（ヘモグロビンの鉄含有成分）、グリコーゲン、ヘムなどの代謝に関与します。また、トリプトファンからナイアシンへの変換、グリコーゲンからのグルコースの放出に必要とされ、免疫系の維持にも重要です [5]。ビタミン B6、とくにピリドキサール 5′-リン酸は、ホルモンの作用も調節します。細胞内あるいは組織内のピリドキサール 5′-リン酸濃度が増加すると、ステロイドホルモンによる各種酵素やたんぱく質の転写活性化が抑制されるので、これらの活性や濃度の増加が抑えられます [4]。

●ビタミン B6 の消化・吸収・代謝

　生体内に含まれるビタミン B6 の多くは、リン酸化体であるピリドキサール 5′-リン酸やピリドキサミン 5′-リン酸として酵素たんぱく質と結合した状態で存在しています。調理加工過程や胃酸環境下で、ほとんどのピリドキサール 5′-リン酸やピリドキサミン 5′-リン酸は遊離します。遊離したピリドキサール 5′-リン酸やピリドキサミン 5′-リン酸は消化管内の酵素であるホスファターゼによって加水分解され、ピリドキサールおよびピリドキサミンとなった後、吸収されます。一方、植物の細胞内にはピリドキシン 5′ β-グルコシド（PNG）が存在します。PNG はそのまま、あるいは消化管内で一部が加水分解を受け、ピリドキシンとなった後に吸収されます [3]。

●引用・参考文献

1）日本ビタミン学会編. "ナイアシン". ビタミンの事典. 東京, 朝倉書店, 1996, 231-9.
2）尾園千佳. ナイアシン. ニュートリションケア. 9（4）, 2016, 316-7.
3）厚生労働省.「日本人の食事摂取基準（2020 年版）」策定検討会報告書.（https://www.mhlw.go.jp/content/10904750/000586553.pdf, 2020 年 6 月閲覧）.
4）日本ビタミン学会編. "ビタミン B6". 前掲書 1）, 205-15.
5）藤井文子. ビタミン B6. 前掲書 2）, 320-1.
6）文部科学省. 日本食品標準成分表 2015 年版（七訂）について.（https://www.mext.go.jp/a_menu/syokuhinseibun/1365295.htm, 2020 年 6 月閲覧）.

ナイアシンを多く含む食品

らっかせい
17.0mg

乾しいたけ
16.8mg

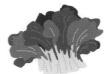

まいたけ
5.0mg

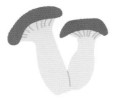

エリンギ
6.1mg

アボカド
2.0mg

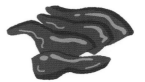

豚レバー
14.0mg

たらこ
49.5mg

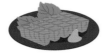

まぐろ
17.5mg

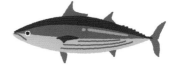

かつお
19.0mg

100gあたり：文部科学省「日本食品標準成分表2015年版（七訂）」より

医薬品としてのナイアシン

● 医薬品：ニコチン酸、ニコチン酸アミド
● 効能・効果：ニコチン酸欠乏症の予防および治療（ペラグラなど）…口角炎、口内炎、舌炎、接触皮膚炎、急性・慢性湿疹、光線過敏性皮膚炎、末梢循環障害、耳鳴、難聴など。

ナイアシンの欠乏症

ナイアシンの代表的な欠乏症はペラグラである。主症状は、皮膚炎、下痢、精神神経障害だが、初期症状の食欲不振、体重減少、眩暈、抑うつ状態などは、本疾患に特有のものではない。ペラグラの皮膚炎症状は、日光に露出する部分に発生するのが特徴である。胃腸症状としては、下痢、食欲不振、嘔吐、腹痛、低胃酸症などがある。口腔粘膜や舌も発赤・腫脹する。精神神経症状として、認知症のほかに知覚障害、運動障害、幻覚など多彩な症状が出現する。ペラグラ患者は日本ではまれだが、アルコール多飲者にみられることがある[1]。

ビタミン B6 を多く含む食品と医薬品

ビタミン B6 を多く含む食品

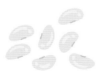

大豆
0.51mg

ピスタチオ
1.22mg

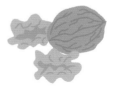

くるみ
0.49mg

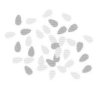

ごま
0.60mg

鶏レバー
0.65mg

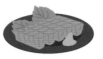

まぐろ
0.64mg

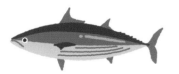

かつお
0.76mg

バナナ
0.38mg

100g あたり：文部科学省「日本食品標準成分表 2015 年版（七訂）」より

医薬品としてのビタミン B6

- 医薬品：ピリドキシン塩酸塩、ピリドキサールリン酸エステル水和物。
- 効能・効果：口角炎、口唇炎、舌炎、口内炎、急性・慢性湿疹、脂漏性湿疹、接触皮膚炎、アトピー皮膚炎、尋常性ざ瘡（にきび）、末梢神経炎、放射線障害（宿酔）、薬物によるビタミン B6 欠乏症の予防および治療。

ビタミン B6 の欠乏症

ビタミン B6 欠乏症の臨床症状として、湿疹、脂漏性皮膚炎、口角症、舌炎、口角炎、低色素性ならびに小赤血球性貧血、麻痺発作、聴覚過敏、脳波図異常、免疫力低下、金属イオン代謝異常などがある。また、ビタミン B6 欠乏によって、急性慢性歯肉炎などの歯科異常が生ずることもある[4]。

4 葉酸・ビタミンB$_{12}$

地方独立行政法人府中市病院機構府中市民病院薬剤部科長 ● 奥本真史 おくもと・しんじ

葉 酸のはたらき

●葉酸の生理作用・特徴

細胞の遺伝情報が詰まったデオキシリボ核酸（DNA）は核酸でできています。葉酸は、核酸の主成分であるプリン核やピリミジン核の合成に作用する酵素の補酵素としてはたらきます[1]。

●葉酸の消化・吸収・代謝

食品中の葉酸の大半は、補酵素型の一炭素単位置換のポリグルタミン酸型として、酵素たんぱく質と結合した状態で存在しています。調理加工過程および胃酸環境下で、ほとんどのポリグルタミン酸型の葉酸はたんぱく質と遊離します。遊離したポリグルタミン酸型の多くは腸内酵素によって消化され、モノグルタミン酸型となった後、小腸から吸収されます[1]。

●葉酸の欠乏症

葉酸の欠乏は長期の摂取不足により、段階的に進行します。血球中の葉酸の量が120ng/mL以下に低下すると造血機能に異常を来し、巨赤芽球性貧血、神経障害、腸機能不全などが起こります[2]。

ビ タミンB$_{12}$のはたらき

●ビタミンB$_{12}$の生理作用・特徴

ビタミンB$_{12}$は、奇数鎖脂肪酸やアミノ酸（バリン、イソロイシン、トレオニン）の代謝に関与するアデノシルB$_{12}$依存性メチルマロニルCoAムターゼと5-メチルテトラヒドロ葉酸とホモシステインからメチオニン生合成に関与するメチルビタミンB$_{12}$依存性メチオニン合成酵素の補酵素として作用します[1]。ビタミンB$_{12}$も葉酸とともにDNAの主成

分である核酸の合成に補酵素としてはたらきます。したがって、赤血球をつくる脊髄や胃腸粘膜など、細胞分裂が活発な組織は、ビタミン B₁₂ への依存度が高くなります[3]。

●ビタミン B₁₂ の消化・吸収・代謝

食品中のビタミン B₁₂ はたんぱく質と結合しており、胃酸やペプシンの作用で遊離します。遊離したビタミン B₁₂ は、唾液腺由来のハプトコリンと結合します。十二指腸で膵液中のたんぱく質分解酵素によってハプトコリンが部分的に消化され、ハプトコリンから遊離したビタミン B₁₂ は、胃の壁細胞から分泌された内因子へ移行します。内因子とビタミン B₁₂ の複合体は腸管を下降し、主として回腸下部の刷子縁膜微絨毛に分布する受容体に結合した後、腸管上皮細胞に取り込まれます[1]。

●ビタミン B₁₂ の欠乏症

ビタミン B₁₂ 欠乏は、厳格な菜食主義者を除き、ほとんどの場合は食物中のビタミン B₁₂ の腸管吸収障害に基づくものです。ビタミン B₁₂ の吸収障害の原因が胃の場合は、胃液中の内因子分泌の低下によって起こります。代表的なものが悪性貧血で、胃粘膜の萎縮による壁細胞の減少のため発生します。吸収障害の原因が小腸の場合は、手術後における盲管形成、腸狭窄、癒着や憩室形成などによって、腸内細菌の異常増殖が起こり、細菌との間でビタミン B₁₂ の摂取競合状態となっています。

ビタミン B₁₂ が欠乏すると、きわめて緩徐に症状がはじまります。平均 14 ～ 17ヵ月後に、全身症状として倦怠感、疲労感、呼吸困難、異常感覚や舌痛が起こり、食欲不振も現れます。神経症状として触覚、疼覚、温覚障害のほか、振動覚異常、協調運動障害などが下肢に認められます。また、睡眠・覚醒リズム障害とビタミン B₁₂ の関連が報告されており、非 24 時間睡眠覚醒症候群や睡眠相後退症候群の改善にビタミン B₁₂ の投与が試みられています[4]。

●引用・参考文献

1) 厚生労働省. 「日本人の食事摂取基準（2020 年版）」策定検討会報告書.（https://www.mhlw.go.jp/content/10904750/000586553.pdf, 2020 年 6 月閲覧）.
2) 日本ビタミン学会編. "葉酸". ビタミンの事典. 東京, 朝倉書店, 1996, 286-7.
3) 福田也寸子. ビタミン B₁₂. ニュートリションケア. 9 (4), 2016, 324-5.
4) 日本ビタミン学会編. "ビタミン B₁₂", 350-3.
5) 文部科学省. 日本食品標準成分表 2015 年版（七訂）について.（https://www.mext.go.jp/a_menu/syokuhinseibun/1365295.htm, 2020 年 6 月閲覧）.

葉酸を多く含む食品と医薬品

葉酸を多く含む食品

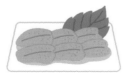

うに
360μg

きな粉
220μg

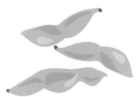

えだまめ
320μg

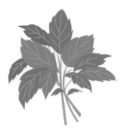

モロヘイヤ
250μg

めキャベツ
240μg

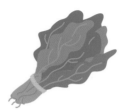

ほうれんそう
210μg

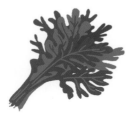

しゅんぎく
190μg

アスパラガス
190μg

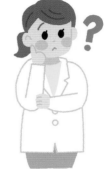

葉酸という名前のとおり、葉に多く含まれているのですね。

100g あたり：文部科学省「日本食品標準成分表 2015 年版（七訂）」より

医薬品としての葉酸

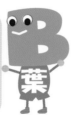

- 医薬品：葉酸、フォリアミン
- 効能・効果：葉酸欠乏症の予防および治療、悪性貧血の補助療法など。

ビタミン B$_{12}$ を多く含む食品と医薬品

ビタミン B$_{12}$ を多く含む食品

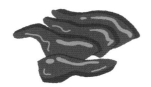

豚レバー
25.2μg

しじみ
68.4μg

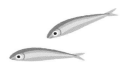

煮干し（かたくちいわし）
41.3μg

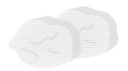

あんこうのきも
39.1μg

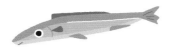

さんま
16.2μg

たらこ
18.1μg

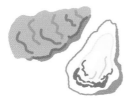

牡蠣
23.1μg

あゆ（天然）
10.3μg

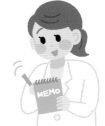

ビタミン B$_{12}$ は
コバルトを含ん
でいます。

100g あたり：文部科学省「日本食品標準成分表 2015 年版（七訂）」より

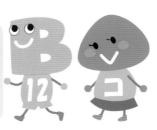

医薬品としてのビタミン B$_{12}$

- 医薬品：シアノコバラミン、メコバラミンなど。
- 効能・効果：末梢性神経障害。

5 ビタミンC

地方独立行政法人府中市病院機構府中市民病院薬剤部科長 ● **奥本真史** おくもと・しんじ

ビタミンC の生理作用・特徴

　ビタミン C（アスコルビン酸）には、コラーゲンの形成、無機鉄の吸収、アミノ酸やホルモンの代謝、コレステロールや脂肪酸の代謝、生体異物の代謝、ある種の発がん性物質の生成抑制、免疫能の増強など、さまざまな生理作用があります。しかし、ほかの多くの水溶性ビタミンが酵素の補酵素としての作用が詳細に解明されているのに対し、ビタミンC の作用はかならずしも明らかにされていません。基本的には、ビタミン C の還元作用あるいは抗酸化作用によるはたらきが多いと考えられます。

　コラーゲンは、哺乳動物においてもっとも多量に存在するたんぱく質の一つで、生体の総たんぱく質の 30％を占めています。骨、軟骨、皮、結合組織に多く存在し、そのほかのほとんどの組織や器官に含まれています。コラーゲンの生合成にアスコルビン酸が必須な分子として機能しています。また、副腎髄質や神経組織でチロシンからノルアドレナリン（ノルエピネフリン）が生成される過程に含まれるドーパミン - ヒドロキシラーゼの反応には、アスコルビン酸が必要です。また、脂肪酸がミトコンドリア膜を通過するためにはカルニチンが必要です。つまり、脂肪酸がミトコンドリアで酸化を受けてエネルギー源として利用されるためには、カルニチンが必要ですが、カルニチンは生体内でリジンから合成され、その過程にはジオキシゲナーゼの関与する反応が 2 つあります。ここでアスコルビン酸が必要とされます。

　そのほか、ビタミン C の摂取が、血中総コレステロール濃度に影響をおよぼすことが早くより注目され、Ginter らはモルモットを用いて、アスコルビン酸欠乏時には血中総コレステロール濃度が上昇することを報告しました[1]。また、胃内の酸性条件で、食品中の亜硝酸と二級アミンが反応して、発がん性のニトロソアミンが生成されますが、アスコルビン酸はこの反応を抑制します。アスコルビン酸、ビタミン E、カロテノイドの補充によっ

て白内障の発症が軽減することも報告されています[1]。このようにビタミンCは体のはたらきを助け、調子をととのえるために欠かすことのできない栄養素です。

ビタミンCの消化・吸収・代謝

ビタミンCは、消化管から吸収されて速やかに血中に送られますが、消化過程は食品ごとに異なり、一緒に食べるほかの食品の影響も受けます。食事から摂取したビタミンCも、いわゆるサプリメントから摂取したビタミンCも、生体利用率に差異はなく、吸収率は200mg/日程度までは90%と高く、1g/日以上になると50%以下になります[2]。

ビタミンC欠乏症

野菜やくだものの摂取量とがんの予防に関する疫学研究は多く、その大半は野菜やくだものをたくさんとる人は、そうでない人に比較して多くのがんのリスクが低いことを示しています。環境発がん物質にもよりますが、ヒトの体内で容易に生成されるニトロソアミンが問題とされ、前述のとおり、ビタミンCはニトロソアミンの生成を抑制します。また、血中総コレステロール値とビタミンCの多い野菜やくだものの摂取量との間には負の相関があります。つまり、ビタミンCをたくさん摂取する人は、血中総コレステロールの値が低い傾向にあります。また、ビタミンCは、LDLコレステロールや中性脂肪を減少させることもわかっています。そのため、心臓病や脳卒中を防ぐはたらきもあると考えられています[1]。そのほか、ビタミンC欠乏状態が続くとコラーゲン合成ができないため、毛細血管の結合組織が弱くなり、疲労倦怠、筋力低下、関節痛などの病状に伴って全身の出血傾向と貧血状態がみられ、壊血病の発症につながります[3]。

● 引用・参考文献

1）日本ビタミン学会編. "ビタミンC". ビタミンの事典. 東京, 朝倉書店, 1996, 374-85.
2）厚生労働省.「日本人の食事摂取基準（2020年版）」策定検討会報告書.（https://www.mhlw.go.jp/content/10904750/000586553.pdf, 2020年6月閲覧）.
3）福田也寸子. ビタミンC. ニュートリションケア. 19（4）, 2016, 328-39.
4）文部科学省. 日本食品標準成分表2015年版（七訂）について.（https://www.mext.go.jp/a_menu/syokuhinseibun/1365295.htm, 2020年6月閲覧）.
5）東るみほか. "ビタミンC". 臨床栄養にすぐ活かせるイラスト生化学入門：栄養素の役割がみるみるわかる！川崎英二編. 大阪, メディカ出版, 2013, 73-6.

ビタミン C のはたらき

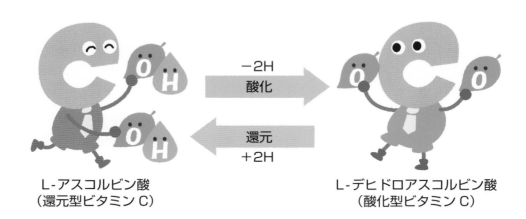

−2H
酸化

還元
+2H

L-アスコルビン酸
（還元型ビタミン C）

L-デヒドロアスコルビン酸
（酸化型ビタミン C）

ビタミン C の酸化還元

ビタミン C には、L-アスコルビン酸（還元型ビタミン C）と L-デヒドロアスコルビン酸（酸化型ビタミン C）がある。血液中には L-アスコルビン酸として存在し、電子を失って容易に酸化され、L-デヒドロアスコルビン酸となる。L-デヒドロアスコルビン酸は細胞内で再び L-アスコルビン酸となって、再利用される。

ビタミン C で鉄の吸収率アップ！

鉄にはヘム鉄（2 価鉄：Fe^{2+}）と非ヘム鉄（3 価鉄：Fe^{3+}）の 2 種類がある。動物性食品に含まれるものがヘム鉄、植物性食品に含まれるものが非ヘム鉄であるが、吸収率はヘム鉄のほうがよい。しかし、ビタミン C と一緒に摂取することで、非ヘム鉄は 2 価に還元されるため、吸収率が大幅にアップする。

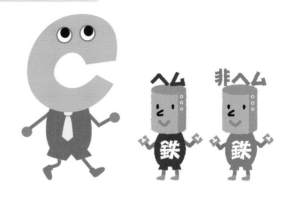

ビタミンCを多く含む食品と医薬品

ビタミンCを多く含む食品

赤ピーマン
170mg

黄ピーマン
150mg

めキャベツ
160mg

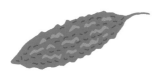
にがうり（ゴーヤ）
76mg

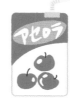
アセロラジュース（10%果汁）
120mg

柿
70mg

キウイフルーツ
69mg

いちご
62mg

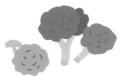
ブロッコリー
120mg

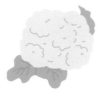
カリフラワー
81mg

医薬品としてのビタミンC
● **医薬品**：アスコルビン酸。
● **効能・効果**：ビタミン類の需要が増大し、食事からの摂取が不十分な際の補給（消耗性疾患、妊産婦、授乳婦など）、炎症後の色素沈着。

100g あたり：文部科学省「日本食品標準成分表2015年版（七訂）」より

第3章　ビタミン・食物繊維・シンバイオティクスのはたらき

6 ビタミンA・ビタミンD

医療法人衆済会増子記念病院臨床栄養課主任 ● **朝倉洋平** あさくら・ようへい

ビ タミン A のはたらき

●ビタミン A の代謝と作用

　脂溶性ビタミンに分類されるビタミン A は、1 つの化学物質ではなく、「レチノール」「レチナール」「レチノイン酸」の総称で、そのほとんどを占めるのがレチノールです。動物性食品では脂肪酸と結合して「レチニルエステル」として存在します。また、植物には「プロビタミン A」として存在しており、代謝を受けてビタミン A になります。プロビタミン A には α - カロテン、β - カロテン、γ - カロテン、クリプトキサンチンなどがありますが、体内でおもに利用されるは β - カロテンです。レチニルエステルは、小腸の微絨毛でレチノールと脂肪酸に分解され、粘膜細胞に取り込まれると、また脂肪酸と結合してレチニルエステルとなります。β - カロテンは小腸粘膜で約半分がレチノールに変換されます。

　ビタミン A の受容体は細胞内の核内にあり、その受容体に結合して遺伝子の発現を調整し、皮膚や粘膜などの上皮細胞を健康な状態に保つためにはたらきます。また、ビタミン A は、光刺激反応に関係するロドプシン（視物質）の合成に必要なため、視力を保つ作用もあります。さらに、β - カロテン（プロビタミン A）は抗酸化作用ももっています[1]。

●ビタミン A の欠乏症と過剰症

　ビタミン A の欠乏症として、うす暗いところで視覚の順応が悪くなり、ものがみえにくくなる夜盲症があります。また、上皮細胞機能障害や成長障害があげられます。ビタミン A は脂溶性ビタミンのため、体に蓄積されやすいので、過剰症の問題もひき起こしやすくなります。脳圧亢進による頭痛や吐き気が特徴的であり、妊娠初期の過剰症は児の先天異常の発生率が高くなります[1]。

●ビタミンAが多く含まれる食品

　レチノールは、動物性食品のレバー、卵、乳製品、うなぎなどに多く含まれます。β-カロテンは、緑黄色野菜のにんじん、モロヘイヤ、しゅんぎく、かぼちゃなど、海藻類のほしのり、ひじきなどに多く含まれます[2]。

ビタミンDのはたらき

●ビタミンDの代謝と作用

　ビタミンDは脂溶性ビタミンの一種で、植物中に含まれるビタミンD_2（エルゴカルシフェロール）と、動物中に含まれるビタミンD_3（コレカルシフェロール）が存在します。ビタミンD_3については、日中の紫外線照射を受けて、皮膚で7-デヒドロコレステロール（コレステロール生合成系の中間体）からも生成されます。

　ビタミンDは肝臓と腎臓を経て活性型ビタミンDとなり、細胞膜や核内の受容体に結合して、さまざまなたんぱく質の合成を調整します。また、ビタミンDの重要な機能として、カルシウムとリンの代謝があります。小腸からのカルシウムとリンの吸収促進、尿細管からのカルシウムの再吸収促進、骨からのカルシウム遊離による血液中のカルシウム濃度を高く保つためにはたらきます。血液中のカルシウムとリンの濃度調整はビタミンD以外に、副甲状腺ホルモン（PTH）やカルシトニンというホルモンが関与しています[3]。

●ビタミンDの欠乏症と過剰症

　欠乏症（低カルシウム血症）として、小児では骨の成長障害やくる病、成人では骨の軟化、高齢者では骨粗鬆症などをひき起こす可能性があります。過剰症（高カルシウム血症）として、組織の石灰化、腎障害、食欲不振や嘔吐などを生じることがあります[3]。

●ビタミンDが多く含まれる食品

　植物由来のビタミンD_2を多く含む食品は、きくらげ、まいたけ、しいたけなどのきのこ類です。動物由来のビタミンD_3を多く含む食品は、あんこう、いわし、にしん、さけ、かじき、うなぎなどの魚介類、卵黄などです[2]。

●引用・参考文献

1）中屋豊．"ビタミンA：感染症の予防に役立つ"．図解入門よくわかる栄養学の基本としくみ．東京，秀和システム，2009，100-4．
2）文部科学省．日本食品標準成分表2015年版（七訂）について．（https://www.mext.go.jp/a_menu/syokuhinseibun/1365295.htm，2020年6月閲覧）．
3）中屋豊．"ビタミンD：骨を丈夫にするために"．前掲書1），105-9．

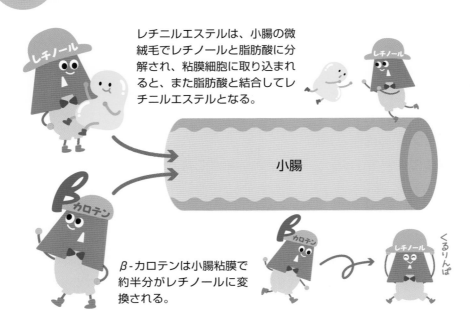

レチニルエステルは、小腸の微絨毛でレチノールと脂肪酸に分解され、粘膜細胞に取り込まれると、また脂肪酸と結合してレチニルエステルとなる。

小腸

β-カロテンは小腸粘膜で約半分がレチノールに変換される。

レチノールを多く含む食品

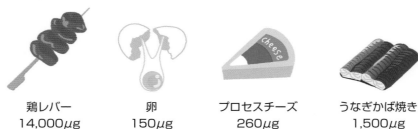

鶏レバー	卵	プロセスチーズ	うなぎかば焼き
14,000μg	150μg	260μg	1,500μg

β-カロテンを多く含む食品

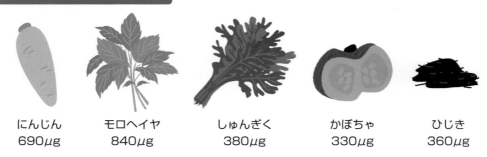

にんじん	モロヘイヤ	しゅんぎく	かぼちゃ	ひじき
690μg	840μg	380μg	330μg	360μg

100g あたり（レチノール活性当量として）：文部科学省「日本食品標準成分表 2015 年版（七訂）」より

ビタミン D の特徴と多く含む食品

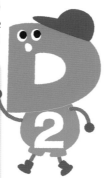

植物中に含まれる
ビタミン D₂
（エルゴカルシフェロール）

動物中に含まれる
ビタミン D₃
（コレカルシフェロール）

ビタミン D の活性化

ビタミン D は肝臓を経て 25-水酸化ビタミン D となり、腎臓での PTH の作用で活性化される（1.25-水酸化ビタミン D）。

カルシウム濃度の調節

血液中のカルシウム濃度が低下すると副甲状腺から PTH が分泌される。PTH は尿からのカルシウムの再吸収を促進し、骨からのカルシウムを溶かし出し、血中カルシウムを上昇させるようにはたらく。また、ビタミン D を活性化させて腸管からのカルシウムの吸収を高める。つまり、血液中のカルシウム濃度が高くなる（高カルシウム血症）と、カルシトニンが骨にカルシウムを送り、血液中のカルシウムを低下させるようにはたらく。また、PTH の分泌も抑制し、血中カルシウム濃度を低下させる。

ビタミン D の作用

● 小腸からカルシウムとリンの吸収を促進する。
● 尿細管でカルシウムの再吸収を促進し、尿中への排泄を抑制する。
● カルシウムを骨から血液中に溶かし出し、血液中のカルシウム濃度を高める。

ビタミン D を多く含む食品

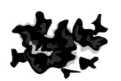

きくらげ
85.4μg

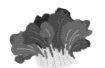

まいたけ
4.9μg

乾しいたけ
12.7μg

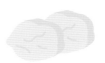

あんこうのきも
110.0μg

いわし
32.0μg

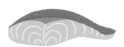

さけ
32.0μg

うなぎかば焼き
19.0μg

卵黄
5.9μg

100g あたり：文部科学省「日本食品標準成分表 2015 年版（七訂）」より

第3章 ビタミン・食物繊維・シンバイオティクスのはたらき

7 ビタミンE・ビタミンK

医療法人衆済会増子記念病院臨床栄養課主任 ● 朝倉洋平 あさくら・ようへい

ビタミン E のはたらき

●ビタミン E の代謝と作用

　ビタミン E は脂溶性ビタミンで、8 種類の化合物の総称です。そのうち α-トコフェロールが体内でもっとも多く存在し、もっとも活性作用が高いとされています。

　肺に取り込まれた酸素は血液中のヘモグロビンによって全身に運ばれ、細胞内のミトコンドリアを利用してエネルギーを生み出します。取り込まれた酸素の一部は電子の欠けた酸素へ変化し、活性酸素となります。活性酸素は不安定な状態なため、近くの安定した分子の電子を奪い、連鎖反応を起こします。これが酸化です。活性酸素に電子を渡すと分子は安定した状態になり（還元）、この還元作用を促すことを抗酸化作用と呼び、ビタミン E のはたらきの一つです。つまり、ビタミン E は抗酸化作用が非常に強く、細胞膜の脂質中に存在して、生体膜を構成する不飽和脂肪酸を活性酸素から守る役割を担っています。

　活性酸素は不飽和脂肪酸を酸化させ、過酸化脂質を形成します。鉄が酸素の影響で錆びるのと同様に、細胞も酸化によって傷んでいきます。これらの酸化ストレスは老化、関節炎、がん、白内障、糖尿病、アルツハイマー病などに関与しているといわれています。また、ビタミン E は細胞膜以外にも、血液中でコレステロールや中性脂肪を運ぶリポたんぱく中にも存在し、脂肪の酸化を防いで動脈硬化の予防にも関与しています[1]。

●ビタミン E の欠乏症と過剰症

　ビタミン E の欠乏症として、溶血性貧血やしびれなどの神経症状がみられます。ビタミン E は輸送たんぱく質によって吸収される量が調整されているため、ほかの脂溶性ビタミンとは異なり、過剰症はほとんどみられません[1]。

●ビタミン E が多く含まれる食品

　ビタミン E は、ひまわり油、サフラワー油、マーガリンなどの油脂類、アーモンド、ら

っかせいなどの種実類、あゆ、うなぎなどの魚介類に多く含まれています[2]。

ビタミンKのはたらき

●ビタミンKの代謝と作用

ビタミンKは、植物の葉緑体でつくられるビタミンK$_1$と、微生物からつくられるビタミンK$_2$が存在し、生体内では活性と不活性をくり返して利用されます（ビタミンKサイクル）。

ビタミンKは、特定のたんぱく質の合成に関与し、血液凝固と骨の代謝に関係します。血液凝固に必要なプロトロンビンが肝臓で生成される際に、ビタミンKは補酵素としてはたらきます。その後、プロトロンビンにカルシウムが結合したトロンビンとなって血液凝固作用を発揮します。そのため、抗凝固薬としてワルファリンカリウムを服用している人は、ビタミンKの摂取が制限されることがあります。また、ビタミンKはオステオカルシンという骨に存在するたんぱく質に関与しており、カルシウムを骨にためて、骨の形成を促す作用があります[3]。

●ビタミンKの欠乏症と過剰症

ビタミンKは腸内細菌によっても合成されるため、欠乏症をひき起こす可能性は少ないです。しかし、新生児の場合、腸内細菌が少なく体内で十分なビタミンKが合成できません。そのため、頭蓋内出血を起こすことがあります。成人においても、抗菌薬の長期間の服用により腸内細菌が減少し、ビタミンKの合成能が低下している場合は、出血しやすいことがあります[3]。

●ビタミンKが多く含まれる食品

ビタミンKは、しゅんぎく、モロヘイヤ、にら、ほうれんそう、こまつななどの葉物野菜、ほしのり、わかめなどの海藻類、納豆に多く含まれます。

●引用・参考文献

1) 中屋豊. "ビタミンE：抗酸化作用をもっている". 図解入門よくわかる栄養学の基本としくみ. 東京, 秀和システム, 2009, 110-2.
2) 文部科学省. 日本食品標準成分表2015年版（七訂）について. (https://www.mext.go.jp/a_menu/syokuhinseibun/1365295.htm, 2020年6月閲覧).
3) 中屋豊. "ビタミンK：血液凝固に関係している". 前掲書1), 113-6.

ビタミンEの特徴と多く含む食品

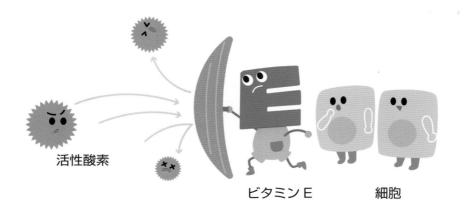

活性酸素　　ビタミンE　　細胞

ビタミンEによる活性酸素の除去

細胞膜の脂質のなかにはリン脂質として不飽和脂肪酸が存在する。この不飽和脂肪酸は酸化されやすいが、脂溶性であるビタミンEが膜のなかに存在して、酸化を防いでいる。

ビタミンEを多く含む食品

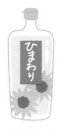

ひまわり油
38.7mg

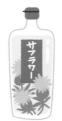

サフラワー油
27.1mg

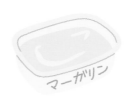

マーガリン
15.3mg

アーモンド
30.3mg

らっかせい
10.1mg

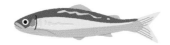

あゆ（養殖）
5.0mg

うなぎかば焼き
4.9mg

100gあたり（α-トコフェロールとして）：文部科学省「日本食品標準成分表2015年版（七訂）」より

ビタミン K の特徴と多く含む食品

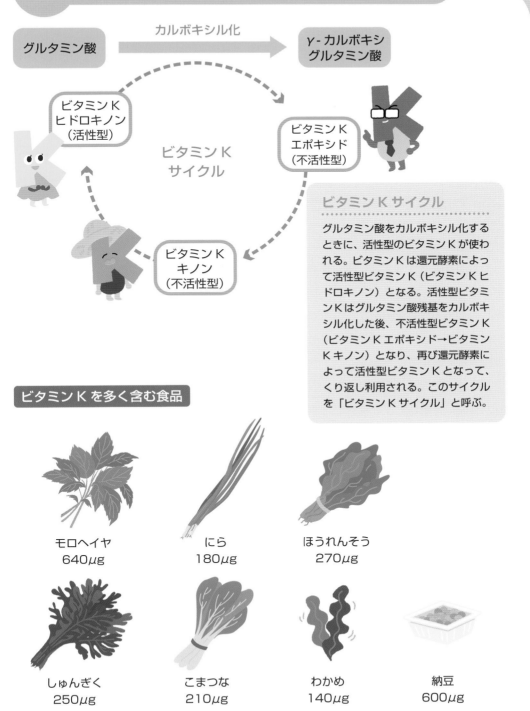

グルタミン酸 → カルボキシル化 → γ-カルボキシ グルタミン酸

ビタミン K ヒドロキノン（活性型）

ビタミン K エポキシド（不活性型）

ビタミン K サイクル

ビタミン K キノン（不活性型）

ビタミン K サイクル

グルタミン酸をカルボキシル化するときに、活性型のビタミン K が使われる。ビタミン K は還元酵素によって活性型ビタミン K（ビタミン K ヒドロキノン）となる。活性型ビタミン K はグルタミン酸残基をカルボキシル化した後、不活性型ビタミン K（ビタミン K エポキシド→ビタミン K キノン）となり、再び還元酵素によって活性型ビタミン K となって、くり返し利用される。このサイクルを「ビタミン K サイクル」と呼ぶ。

ビタミン K を多く含む食品

モロヘイヤ
640μg

にら
180μg

ほうれんそう
270μg

しゅんぎく
250μg

こまつな
210μg

わかめ
140μg

納豆
600μg

100g あたり：文部科学省「日本食品標準成分表 2015 年版（七訂）」より

8 食物繊維

医療法人ちゅうざん会ちゅうざん病院副院長／金城大学客員教授 ● **吉田貞夫** よしだ・さだお

食 物繊維の種類と有用性

● 便性状に対する作用

　食物繊維は3大栄養素には含まれません。消化・吸収されたとしても2kcal/g程度のエネルギー量で、主たるエネルギー源とはなりません。しかし、消化・吸収はもとより、われわれの体の機能を維持するうえで、非常に重要な役割があることがわかっています。食物繊維は便の水分量を維持し、粘性などにより便の形状を維持するはたらきがあります。食物繊維の摂取量が不足すると、下痢便が続き脱水となったり、入院中の症例などでは仙骨部褥瘡の原因となることも考えられます。また、食物繊維が便の量を維持することにより、直腸に貯留した便が直腸壁を伸展させ、排便反射を誘発するはたらきがあります。

● 腸内環境および腸内細菌叢への影響

　食物繊維は、水溶性と不溶性に分類されます。水溶性食物繊維には、腸内細菌によって分解・発酵される発酵性のものと、腸内細菌によって分解されない非発酵性のものがあります。グアーガム加水分解物（PHGG）などの水溶性発酵性食物繊維は、腸内細菌によって分解されると、酢酸、プロピオン酸、酪酸などの短鎖脂肪酸（SCFA）を産生します。SCFA、とくに酪酸は、上皮細胞表面にあるMCT-1というモノカルボン酸トランスポーターなどを介して取り込まれ、大腸粘膜上皮細胞のエネルギー源になると考えられています。また、消化管ホルモンGLP-2のほか、さまざまな遺伝子の発現を制御することにより、大腸粘膜の増殖、分化を促進し、細胞死（アポトーシス）を抑制、大腸上皮のクリプトを成長させます[1]。これにより、腸管内の水、ナトリウムの吸収が促進されるほか、バクテリアルトランスロケーションなどの感染からの防御機構としても重要です。SCFAは腸内のpHを酸性側に維持するため、*C.difficile*などの増殖を抑制し、乳酸菌やビフィズス菌などの増殖を促進し、腸内環境を改善するといわれています。

●血糖上昇の抑制・代謝への影響

食物繊維は粘性をもつものが多く、糖質の消化・吸収を緩徐にし、食後の血糖の急激な上昇を抑制する作用があるといわれています。食事の際、まず野菜などから食べるようにするとよいといわれたのはこのためです。また、白米に比べ玄米のほうが血糖が上昇しにくく、2型糖尿病の発症リスクを低下させるという報告もあります。食物繊維の分解で生じたSCFAは、交感神経節細胞に存在するGPR41という受容体を介してエネルギー代謝を亢進させるとともに、GPR43という受容体を介して白色脂肪細胞への脂肪の蓄積を抑制させることがわかっています[2]。SCFAは、消化管ホルモンGLP-1やPYYの分泌を促進することも知られており、食欲やインスリン分泌などの制御にも関与していることがわかっています。

●リーキーガット症候群

腸粘膜は、細菌や細菌の毒素、真菌などの侵入を防ぐために、粘液層や隣り合う細胞同士を強固に接合させるタイトジャンクションを形成します。腸内環境や化学物質、薬物、アルコール摂取などが原因で、この防御機能が破綻した状態を「リーキーガット症候群（Leaky gut syndrome）」といいます。侵入した細菌や細菌の毒素、真菌は、血液中に入り、体内で慢性炎症をひき起こし、インスリン抵抗性や、さまざまな生活習慣病の原因となる可能性があります。また、慢性炎症は老化を促進するといわれ、"inflammation（炎症）"と"aging（加齢）"を合わせて、"inflammaging"という言葉もつくられています。

各 種疾患への応用

食物繊維は、高血圧、心筋梗塞、脳卒中、糖尿病、脂質異常症、肥満などのリスクを低下させるという報告があります。また、食物繊維摂取が少ない人は、大腸がん発症のリスクが高いという報告もあります。近年の日本人の食物繊維摂取量は1日あたり14gで、やや不足ぎみです（目標量は成人男性21g/日以上、成人女性18g/日以上）[3]。食物繊維を積極的に食事に取り入れる工夫が必要です。

●引用・参考文献

1) Tappenden, KA. et al. Glucagon-like peptide-2 and short-chain fatty acids : a new twist to an old story. J. Nutr. 133（11）, 2003, 3717-20.
2) 木村郁夫. 腸内細菌叢を介した食事性栄養認識受容体による宿主エネルギー恒常性維持機構. 薬学雑誌. 134（10）, 2014, 1037-42.
3) 厚生労働省.「日本人の食事摂取基準（2020年版）」策定検討会報告書.（https://www.mhlw.go.jp/content/10904750/000586553.pdf, 2020年6月閲覧）.

食物繊維の種類とはたらき

食物繊維を配合した食品の例

MA-ラクフィア® (クリニコ)
- 難消化性デキストリン（水溶性食物繊維）
- PHGG（水溶性食物繊維）
- セルロース（不溶性食物繊維）

アイソカル®サポート
(ネスレ日本株式会社
ネスレ ヘルスサイエンス カンパニー)
- PHGG（水溶性食物繊維）

サンファイバー® (タイヨーラボ)
- PHGG（水溶性食物繊維）

食物繊維の分類

	発酵性	非発酵性
水溶性	PHGG、イヌリン（ごぼう、きくいも、アーティチョーク、チコリーなどキク科植物の茎、にんにく、たまねぎ）、βグルカン（きのこ、酵母、おおむぎ）、フラクトオリゴ糖、ガラクトオリゴ糖、難消化性デキストリン	ペクチン（くだものなど）、グルコマンナン（こんにゃくいも）、ポリデキストロース、アガロース（寒天）、アルギン酸ナトリウム（昆布）、カラギーナン（海藻）、フコイダン（もずく）、コンドロイチン（魚肉、すっぽん）、ヘミセルロースB、キサンタンガム
不溶性	該当なし	セルロース、リグニン、キチン・キトサン（甲殻類）

※カッコ内は多く含む食材

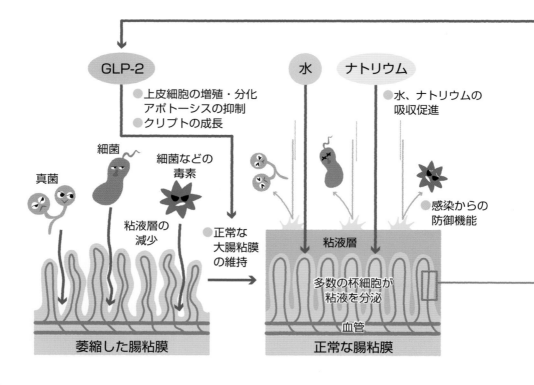

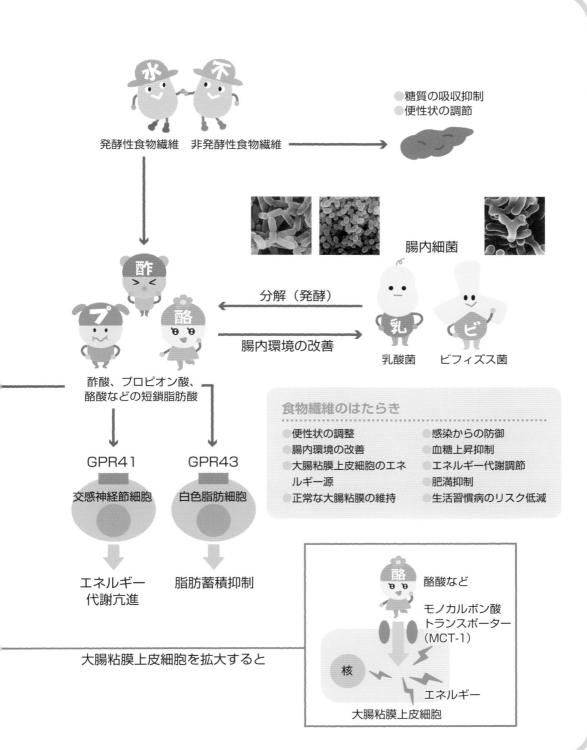

糖質の吸収抑制
便性状の調節

発酵性食物繊維　非発酵性食物繊維

腸内細菌

分解（発酵）

酢

プ　酪

腸内環境の改善

乳酸菌　ビフィズス菌

酢酸、プロピオン酸、
酪酸などの短鎖脂肪酸

食物繊維のはたらき

- 便性状の調整
- 腸内環境の改善
- 大腸粘膜上皮細胞のエネルギー源
- 正常な大腸粘膜の維持
- 感染からの防御
- 血糖上昇抑制
- エネルギー代謝調節
- 肥満抑制
- 生活習慣病のリスク低減

GPR41　　GPR43

交感神経節細胞　白色脂肪細胞

エネルギー
代謝亢進　　脂肪蓄積抑制

大腸粘膜上皮細胞を拡大すると

酪　酪酸など

モノカルボン酸
トランスポーター
（MCT-1）

核　　　　　　エネルギー

大腸粘膜上皮細胞

9 腸内フローラと
シンバイオティクス

医療法人ちゅうざん会ちゅうざん病院副院長／金城大学客員教授 ● **吉田貞夫** よしだ・さだお

腸 内環境と腸内フローラ

　消化管機能を良好に保つためには、腸内環境の維持が大切です。腸内環境にもっとも大きな影響を与えるのが、腸内フローラ（腸内細菌叢）です。人間の腸には、およそ100兆〜1,000兆個の細菌が棲息し、腸内の細菌すべての重さは1〜2kgほどです。

　腸内の細菌は、人体への影響から、善玉菌、悪玉菌、日和見菌に分類されます。乳酸菌やビフィズス菌など、発酵により、食物繊維から腸のはたらきに有用な乳酸や酢酸を産生する菌が善玉菌です。これに対して、腐敗により、硫化水素やアンモニアといった毒性物質をつくり出す菌が悪玉菌です。周囲の環境によって善玉にも悪玉にもなる菌が日和見菌です。腸内では、善玉菌が2割、悪玉菌が1割、日和見菌が7割のバランスが理想だといわれています。腸内細菌のバランスが乱れ、健全な腸内フローラが維持できない状態を「ディスバイオーシス（dysbiosis）」といいます。

　腸内フローラを構成する菌の種類と量は一人ひとり異なります。どの種類の菌が優位かで、腸内フローラのパターンを、B型、P型、R型、混合型の4つのエンテロタイプに分類することができます[1]。エンテロタイプは3歳までには確定し、生涯にわたり変わらないといわれています。エンテロタイプは、食生活との関連が強いと考えられています。

　腸内にどれだけ多くの菌種、菌株を保有しているか、すなわち腸内細菌の多様性が、健康な生活を維持するために重要です。健康な人や長寿の人では、この多様性が高いことが知られています。現代的な生活パターンの人は、伝統的な生活パターンを維持している人に比較し、多様性が低下しているという研究もあります。

　肥満や疾患などとの関係では、ファーミキューテス門（Firmicutes）とバクテロイデス門（Bacteroidetes）の比率（F/B比）が注目されています。肥満の人は、ファーミキューテス門が増加し、バクテロイデス門が減少するため、F/B比は高くなります。また、糖

質制限や脂質制限による減量を行うと、継続期間や体重減少率と相関してバクテロイデス門が増加し、F/B 比は低下します[2, 3]。さまざまな疾患やフレイルなどと F/B 比の関連性について、研究がすすめられています。

プロバイオティクス・プレバイオティクス・シンバイオティクス

「腸内細菌叢のバランスを改善することにより宿主の健康に好影響を与える生きた微生物」がプロバイオティクスです。安全であることのほか、胃液、胆汁に耐性であるなどの条件を満たす必要があります。ビフィズス菌、乳酸菌、酪酸菌（宮入菌）、ガセリ菌など、多くの菌種が市販されています。プロバイオティクスには、整腸作用のほか、発がんリスク低減、免疫能の調節など、さまざまな機能があることがわかっています[4]。プロバイオティクスは、腸内に定着しない通過菌で、継続的に摂取し続ける必要があります。

「非消化性の食物成分で、大腸に存在する単一、または、限られた種の有益な細菌の増殖を促進、または、活性化し、宿主の健康を改善するもの」を総称して、プレバイオティクスといいます[5]。その代表はオリゴ糖です。フラクトオリゴ糖は、ビフィズス菌を選択的に増殖させ、腸内での短鎖脂肪酸（SCFA）の産生を増加させます。

近年は、プロバイオティクスとプレバイオティクスをともに配合したシンバイオティクスと呼ばれる製品も販売されています。

● 引用・参考文献
1）Arumugam, M. et al. Enterotypes of the human gut microbiome. Nature. 473（7346）, 2011, 174-80.
2）Turnbaugh, PJ. et al. An obesity-associated gut microbiome with increased capacity for energy harvest. Nature. 444（7122）, 2006, 1027-31.
3）Ley, RE. et al. Microbial ecology : human gut microbes associated with obesity. 前掲書 2）, 1022-3.
4）辨野義己. プロバイオティクスとして用いられる乳酸菌の分類と効能. モダンメディア. 57（10）, 2011, 277-87.
5）Gibson, GR. et al. Dietary modulation of the human colonic microbiota : introducing the concept of prebiotics. J. Nutr. 125（6）, 1995, 1401-12.

第3章　ビタミン・食物繊維・シンバイオティクスのはたらき

腸内フローラとシンバイオティクス

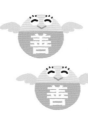

プロバイオティクス

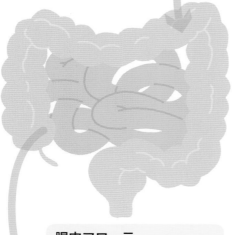

プレバイオティクス

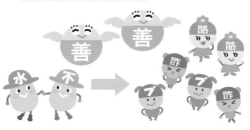

大腸の腸内細菌叢（フローラ）をより健康的で
好ましい構成に変えることができる。

腸内フローラ
100兆から1000兆個の細菌
重さで1〜2kgほど

善玉菌	悪玉菌	日和見菌

		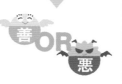
人体に有用な乳酸や酢酸などを産生（発酵）	人体に有害な物質を産生（腐敗）	環境により、善玉にも悪玉にもなる
2	**1**	**7**

の比が理想

表 1 ● 世界中の人の腸内フローラの分類
（エンテロタイプ）（文献 1 より作成）

B 型 （1 型）	バクテロイデス属の細菌が多い。肉食中心で、動物性たんぱく質、飽和脂肪酸摂取が多い欧米型の食事をしている人など。日本、北米、中国などに多い。
P 型 （2 型）	プレボテラ属の細菌が多い。糖質、食物繊維の摂取が多い東南アジア人などに多い。
R 型 （3 型）	ルミノコッカス属の細菌が多い。肥満の人など、スウェーデンなどに多い。
混合型	優勢な菌が 1 つに絞れないもの。

表 2 ● プロバイオティクスの条件（公益財団法人腸内細菌学会ホームページ「用語集」より）

腸内細菌叢のバランスを改善することにより宿主の健康に好影響を与える生きた微生物
 1）安全性が保証されている。
 2）もともと宿主の腸内フローラの一員である。
 3）胃液、胆汁などに耐えて生きたまま腸に到達できる。
 4）下部消化管で増殖可能である。
 5）宿主に対して明らかな有用効果を発揮できる。
 6）食品などの形態で有効な菌数が維持できる。
 7）安価かつ容易に取り扱える。

表 3 ● プロバイオティクスの機能および期待される機能（文献 4 より）

科学的に証明されている健康表示	ヒト試験が求められる試験研究
・ロタウイルス下痢症改善作用 ・抗生物質誘導下痢症改善作用 ・乳糖不耐症軽減作用 ・乳児食餌性アレルギー症軽減作用 ・整腸作用	・発がんリスク低減作用 ・免疫能調節作用 ・アレルギーの低減作用 ・血圧降下作用 ・胃内ピロリー抑制作用 ・腸内環境改善作用 ・過敏性大腸炎、クローン病および潰瘍性大腸炎の軽減作用 ・*Clostridium difficile* 下痢症の低減作用 ・食餌性コレステロールの低減作用 ・乳児および児童の呼吸器感染症の抑制作用 ・口腔内感染症の低減作用

「胃内ピロリー抑制作用」＝「胃内ピロリ菌増殖抑制作用」

表 4 ● プレバイオティクスの条件（文献 5 より作成）

非消化性の食物成分で、大腸に存在する単一、または、限られた種の有益な細菌の増殖を促進、または、活性化し、宿主の健康を改善するもの
 1）上部消化管では加水分解されず、吸収されない。
 2）大腸に存在する単一または限られた種の有益な細菌に対して、選択的な基質となり、その増殖を促進し、または、代謝によって活性化する。
 3）大腸の腸内細菌叢（フローラ）をより健康的で好ましい構成に変えることができる。
 4）宿主の健康に有益な腸内環境への効果、全身的な効果を発揮する。

プロバイオティクス ＋ プレバイオティクス ＝ シンバイオティクス

MEMO

ミネラルの
はたらき

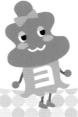

1 ナトリウム・カリウム・クロール

公益財団法人甲南会甲南医療センター栄養管理部管理栄養副士長 ● **尾園千佳** おぞの・ちか

ナ トリウムのはたらき

ナトリウム（Na）は、大部分が小腸で吸収され、おもに汗や尿と一緒に体の外へ排出されます。体全体のナトリウム量は腎臓が調整しています。ナトリウムは、おもに細胞外液に含まれており、体のなかの水分を保ちながら、血液量をコントロールして血圧の調節を行うなど、カリウム（K）やクロール（Cl）とともにさまざまな役割を果たしています。

●体内での役割

ナトリウムは細胞外液を調節しているため、細胞外液中のナトリウム濃度が高くなると、ナトリウムをうすめるために水分が細胞内から入り、細胞内外のナトリウム濃度を一定に保つようにバランスをとっています。また、体の健康を維持するためには、酸とアルカリのバランスを保つことが大切で、ナトリウムはこの役割も担っています。血液は通常 pH 7.4 前後にコントロールされています。しかし、血液の pH が低下して酸性に傾くと、ナトリウムが酸を中和させ、血液の pH を一定に保つようにはたらきます。

細胞膜には、ナトリウム・カリウムポンプ（Na-K ポンプ）があり、細胞内外の濃度差を維持しています。ナトリウムイオンが細胞内に流れ、カリウムイオンが細胞外に流れることで、電気的関係が逆転し、その電気変化が神経や筋肉に伝達することで神経の緊張や筋収縮が生じます。また、細胞内外の濃度の違いを利用して、カリウムなどのさまざまな栄養素の運搬も行っています。

●疾患とのかかわり

ナトリウムを多く摂取すると細胞外の水が増え、血管内の圧力が上がることで血圧上昇や浮腫などが起こります。この状態が長く続くと高血圧症や動脈硬化、心筋梗塞、胃がん、腎臓病など、さまざまな疾病につながります。また、不足することで疲労感、けいれん、昏睡などをひき起こすこともあります。

カ リウムのはたらき

カリウムは、小腸で吸収され、大部分は腎臓によって排出されます。カリウムは、おもに細胞内に存在し、ナトリウムとともに細胞内外のイオンバランスをとりながら、安定した体を維持する役割を果たしています。

●体内での役割

カリウムは体内で、①細胞の浸透圧の調節、②酸とアルカリのバランスの調節、③神経の機能や筋の収縮、④たんぱく質代謝酵素としてはたらいています。

●疾患とのかかわり

カリウムを過剰に摂取しても尿から排出されるため、過剰症の問題はありません。しかし、腎疾患などでカリウムの排出に支障があると、血中のカリウム濃度が上がり、高カリウム血症となり、不整脈や血圧低下などをひき起こします。カリウムは、ナトリウムが尿細管から再吸収されるのを防ぎ、ナトリウムの排出を促すため、ナトリウムのとりすぎによる高血圧を予防する作用もあります。

ク ロールのはたらき

クロールは、細胞外液に多い陰イオンです。食事からの食塩（Nacl）として摂取されるため、ナトリウム増減と並行して変動します。

●体内での役割

クロールは体内で、①細胞の浸透圧の調節、②酸とアルカリのバランスの調節、③胃液の胃酸成分として消化酵素のペプシンを活性化する（胃酸の分泌）という役割を担っています。

●疾患とのかかわり

クロールを多く摂取しても汗や尿として排出されるため、過剰症はありません。また、食塩から摂取することができるため、不足することもほとんどありません。しかし、利尿薬の使用や腎不全によって不足することもあります。また、嘔吐などで胃液の酸度が低下すると、食欲低下や消化不良につながります。

●引用・参考文献

1）川﨑英二編. "ミネラル". 臨床栄養にすぐ活かせるイラスト生化学入門：栄養素の役割がみるみるわかる！ 大阪, メディカ出版, 2013, 81-138.

ナトリウム・カリウム・クロールのはたらき

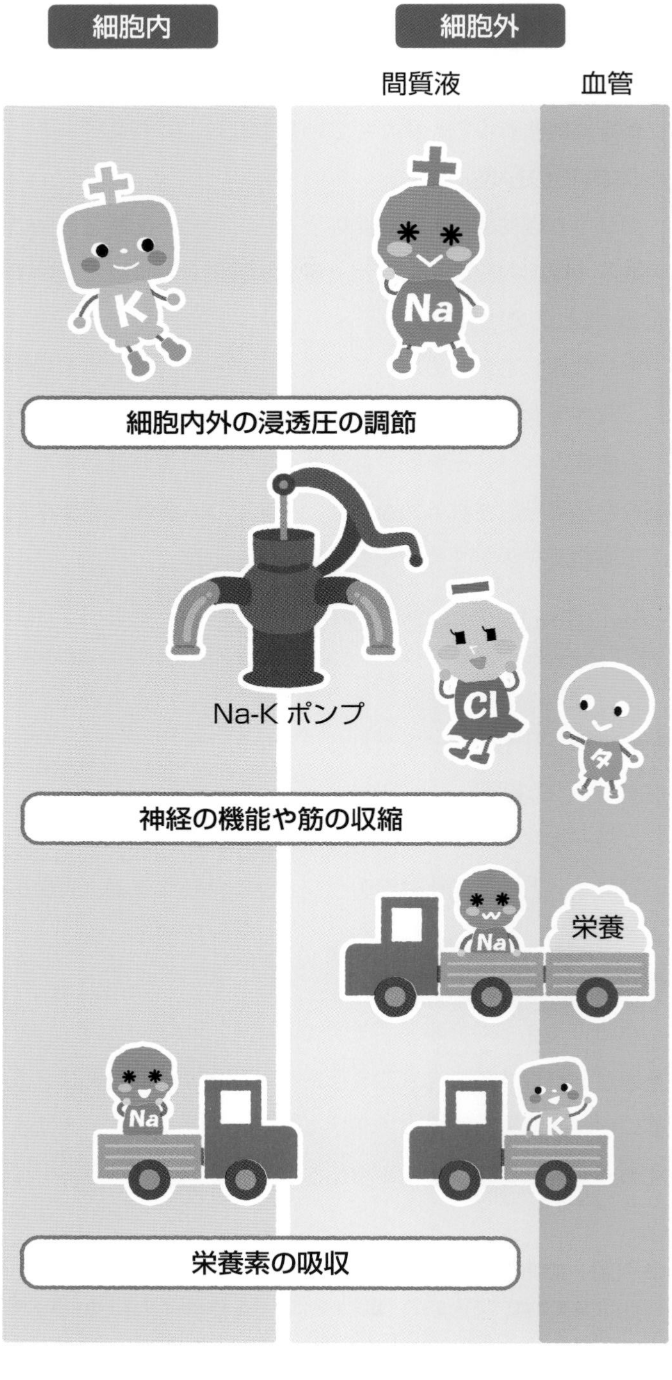
細胞内
細胞外
間質液
血管
K
Na
細胞内外の浸透圧の調節
Cl
タ
Na-K ポンプ
神経の機能や筋の収縮
Na
栄養
Na
K
栄養素の吸収

細胞内と細胞外

体の細胞が正常に機能するにはミネラルが欠かせない。ナトリウム、カリウム、クロールは体内の水分に正と負の荷電イオンとなって溶解している。細胞内液のカリウムイオン濃度は外液に比べて高く、ナトリウムイオン濃度は細胞内液のほうが低い。この濃度差が生命活動の原動力となっている。

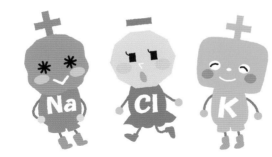

酸性　　　　　　　　　　　　　　　　　　　　　アルカリ性

0　1　2　3　4　5　6　7　8　9　10　11　12　13　14

pH 7.35 ～ 7.45

酸とアルカリのバランスの調節

血液の水素イオン濃度（pH）

pHとは水素イオン濃度の略称で、溶液中の水素イオンの濃度のことをいう。7を中性として、濃度が14段階に分けられる。pH値が小さくなればなるほど酸性が強く、pH値が大きくなればなるほどアルカリ性が強い。血液は通常、pH 7.4前後（中性に近い弱アルカリ性）にコントロールされている。pHが低下して酸性に傾くと、ナトリウムが酸を中和させ、血液のpHを一定に保つようにはたらく。

ナトリウム・カリウムポンプ

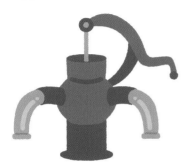

Na-K ポンプとは

細胞膜には、ナトリウムイオンを細胞外に、カリウムイオンを細胞内に移動させるポンプ機能があり、このポンプのことを「Na-K ポンプ」と呼ぶ。「細胞内外の浸透圧の調節」「神経の機能や筋の収縮」「栄養素の吸収」「酸とアルカリのバランスの調節」など、生命を維持するためにはたらく。

2 カルシウム・リン・マグネシウム

公益財団法人甲南会甲南医療センター栄養管理部管理栄養副士長 ●尾園千佳 おぞの・ちか

カルシウムのはたらき

体に取り込まれたカルシウムは、小腸より吸収され、細胞内や血液などにカルシウムイオンとして存在します。カルシウムの99％が骨などのかたい組織に存在し、残りの1％が細胞や血液中に存在しています。血液中のカルシウム濃度の調整に、副甲状腺ホルモンのパラトルモン（パラソルモン）とカルシトニン、そしてビタミンD がはたらき、骨にあるカルシウムを血液に戻します。血液中のカルシウム濃度が上昇すると、甲状腺よりカルシトニンが分泌され、骨からのカルシウム溶出を抑制することでカルシウムは骨に定着します。このように、血液中のカルシウム濃度の調節を行いながら、骨形成、心臓やすべての筋肉が正常に収縮するのを保つはたらきをしています。

●体内での役割

カルシウムは、①骨や歯をつくる、②神経や筋肉のはたらきを正常にする、③血液を凝固させる、④ホルモンの分泌や酵素の成分、⑤血圧の調節などの役割を担っています。

●疾患とのかかわり

過剰に摂取することで腎臓結石、軟骨組織石灰症、ミルク・アルカリ症候群などをまねくこともあります。不足すると血液中のカルシウム濃度が低下し、骨のカルシウムが血中に溶け出して骨の形成が阻害されるため、くる病や骨軟化症、骨粗鬆症につながります。また、副甲状腺ホルモンが不足すると血中カルシウム濃度が低下し、筋肉のけいれん（テタニー）を起こします。

リンのはたらき

リンは、小腸で吸収され、85％はカルシウムと結合して骨に蓄積され、残りはリン脂質となって脳や神経、細胞膜、核酸の成分として細胞の核のなかに存在しています。リンの

代謝には、カルシウムと同じく、副甲状腺ホルモンとビタミンDがかかわっており、腸管からの吸収、腎臓からの排出、再吸収によって調整されています。

●体内での役割

リンは、①歯や骨をつくる、②細胞膜をつくる脂質として遺伝子情報のDNAやRNAなどの核酸を構成する、③アデノシン三リン酸（ATP）の構成成分としてエネルギーをつくる、④酸と塩基のバランスや浸透圧を調節するなどの役割を担っています。

●疾患とのかかわり

リンは、多くの食品に含まれているため不足することはほとんどありませんが、薬の服用などによって、リンの吸収が妨げられることで食欲不振、倦怠感などの症状が起こることもあります。また、過剰症としては、リンとカルシウムはバランスをとって存在しているため、リンの摂取量に対してカルシウム量が少ない場合などは、骨量が減少することもあります。

マ グネシウムのはたらき

マグネシウムは、小腸から吸収され、カルシウムやリン酸とともに骨の構成成分になっています。また、筋肉中にも存在し、脳、神経、肝臓、血液などに存在しています。骨の重要成分であるとともに、酵素のはたらきにもかかわっているため、体内の代謝反応に必須です。

●体内での役割

マグネシウムは、①骨の構成成分、②神経の伝達を正常に保つ、③筋肉の収縮を正常に保つ、④酵素の作用を活性化する、⑤血圧を調節するなどの役割を担っています。

●疾患とのかかわり

マグネシウムは、過剰に摂取しても尿への排出量が増えるため過剰症はほとんどみられませんが、腎機能障害により排出に問題がある場合は、血中のマグネシウム濃度が上昇し、動脈を弛緩させ、低血圧や筋肉麻痺などが現れることもあります。また、ストレス時などはマグネシウムの必要量が増え、欠乏することでイライラや神経過敏症、狭心症や心筋梗塞なども起こりやすくなります。

●引用・参考文献

1) 川﨑英二編. "ミネラル". 臨床栄養にすぐ活かせるイラスト生化学入門：栄養素の役割がみるみるわかる！ 大阪, メディカ出版, 2013, 81-138.

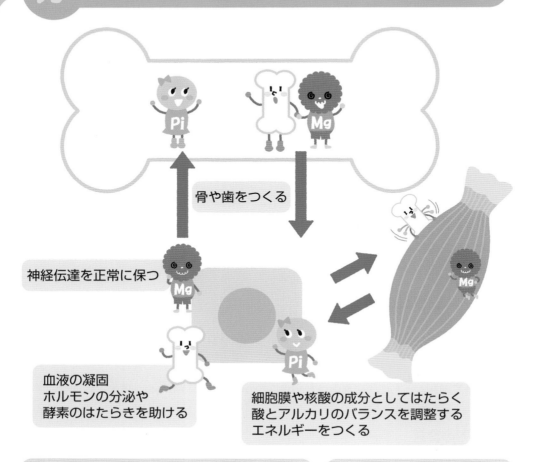

骨や歯をつくる

神経伝達を正常に保つ

血液の凝固
ホルモンの分泌や
酵素のはたらきを助ける

細胞膜や核酸の成分としてはたらく
酸とアルカリのバランスを調整する
エネルギーをつくる

骨とカルシウム

カルシウムは体内でつくることができないため、食事から摂取する必要がある。カルシウムの多くは、骨や歯などの組織に存在し、骨の構成成分として体を支持するはたらきをしている。骨は絶えずつくり直され（リモデリング）、カルシウムは骨からの出入りをくり返している。

リンの体内でのはたらき

エネルギーのもととなるアデノシン三リン酸（ATP）では、リンはリン酸エステルのかたちでエネルギーを蓄えたり、エネルギーを利用できるかたちにしている。血液やリンパ液などに存在するリン酸塩は、酸と塩基のバランスや浸透圧の調節の役割も果たしている。

筋肉とカルシウムとマグネシウム

筋肉は、細胞内にカルシウムが流れ込む刺激（カルシウム濃度の上昇）によって収縮し、カルシウム濃度の低下によって弛緩する。マグネシウムが不足すると、細胞内のカルシウムが必要以上に増加するため、筋肉の収縮がうまくコントロールできなくなる。

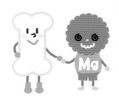

血圧とカルシウムとマグネシウム

カルシウム摂取量が不足すると、貯蔵庫である骨からカルシウムが溶け出して体内の不足を補おうとする。しかし、骨から溶け出したカルシウムは血管細胞にも入り込み、血管を収縮する。つまり血圧を上げるようにはたらく。マグネシウムは、カルシウムが血管を収縮させるはたらきを抑制して、血圧を正常に保とうとする。

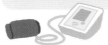

カルシウム・リン・マグネシウムの摂取量

カルシウム	男性 (18 ～ 74 歳)	推定平均必要量 600 ～ 650mg/ 日 推奨量 750 ～ 800mg/ 日 耐容上限量 2,500mg/ 日
	女性 (18 ～ 74 歳)	推定平均必要量 550mg/ 日 推奨量 650mg/ 日 耐容上限量 2,500mg/ 日
リン	男性 (18 ～ 74 歳)	目安量 1,000mg/ 日 耐容上限量 3,000mg/ 日
	女性 (18 ～ 74 歳)	目安量 800mg/ 日 耐容上限量 3,000mg/ 日
マグネシウム	男性 (18 ～ 74 歳)	推定平均必要量 280 ～ 310mg/ 日 推奨量 340 ～ 370mg/ 日
	女性 (18 ～ 74 歳)	推定平均必要量 230 ～ 240mg/ 日（妊婦＋ 30mg/ 日） 推奨量 270 ～ 290mg/ 日（妊婦＋ 40mg/ 日）

厚生労働省：「日本人の食事摂取基準（2020 年版）」より

3 鉄・銅・亜鉛

福島学院大学短期大学部食物栄養学科講師 ● **田村佳奈美** たむら・かなみ

鉄 のはたらきと代謝

　鉄分が不足すると鉄欠乏性の貧血を起こしますが、鉄の特異的作用が明らかになったのは、18世紀に萎黄病の治療に鉄塩が使われたのがはじまりといわれています。萎黄病は19世紀末までヨーロッパで蔓延しましたが、若い女性がコルセットをきつく締める習慣により、内臓圧迫、内臓下垂、食道からの出血または食事制限がその誘因となったとされ、コルセットの習慣が廃れると激減しました[1]。その後、貧血の診断が明確に行われる時代となって鉄の栄養学的価値は確立されました。

　鉄はおもに小腸上部から吸収され、血液中のトランスフェリンという糖たんぱくと結合して、骨髄や肝臓、脾臓に貯蔵されます。ヒトでの体内分布は健康な成人男性でも4gほどと微量であり[1]、月経や妊娠、分娩など、鉄を消耗する機会の多い女性の体内分布はさらに微量となります。経口摂取された鉄は、多くが三価であり、胃酸によって二価に還元されます。腸管からの鉄吸収は、二価の鉄イオンとして吸収される機序と、ヘモグロビンやミオグロビンに由来するヘムのまま吸収される機序があります[2]。体内に吸収された鉄は骨髄で赤血球の合成に使われます。赤血球の寿命は約120日で、寿命がきた赤血球は脾臓で破壊されます。破壊された赤血球中の鉄は再利用され、体外へはほとんど出ていきません。しかし、女性は月経により鉄が失われてしまいます。

　食品に含まれる鉄にはヘム鉄と非ヘム鉄があり、ヘム鉄のほうが吸収率は数倍高いのですが、ビタミンCと一緒に摂取することで非ヘム鉄の吸収率もアップします。また、お茶に含まれるタンニンは鉄の吸収を妨げます。鉄の推奨量は、男性（18〜74歳）7.5mg/日、月経なしの女性（18〜74歳）6.0〜6.5mg/日、月経ありの女性（18〜64歳）10.5〜11.0mg/日です。妊婦初期は＋2.5mg/日、中期・後期は＋9.5mg/日、授乳婦は＋2.5mg/日となっています[3]。

銅 のはたらきと代謝

　銅は鉄と並んで貧血改善や創傷治癒に有効とされています。ヒトとの関係では道具として利用された歴史は古く、石器、銅器、鉄器の順で文化を築いてきたとされ、約8000年前にさかのぼります。医療面では銅鉱石の微粉末が殺菌、抗炎症、創傷治癒の目的で紀元前に使用された記録が残っています [1]。

　銅は体内に約100〜150mg存在し、その約50％が筋肉や骨、約10％が肝臓中に分布しています [4]。銅のほとんどは小腸で吸収され、肝臓に運ばれて貯蔵されますが、肝臓でセルロプラスミンといわれる銅結合たんぱく質に合成され、体の各臓器に運ばれていきます。銅は活性酸素の除去に関与する酵素の補酵素としてはたらきます。

　銅の推奨量は、男性（18〜74歳）0.9mg/日、女性0.7mg/日（妊婦＋0.1mg/日、授乳婦＋0.6mg/日）です [3]。

亜 鉛のはたらきと代謝

　亜鉛は軽度の欠乏でも味覚異常を起こしますが、高等動物に対する亜鉛の必須性は、1934年にラットを使った実験で証明されました。ヒトで亜鉛欠乏が発見されたのは1960年代に入ってからで、中東地域でみられた著しい発育の遅延や性腺の機能不全が亜鉛不足によって起こることが報告されました [1]。

　亜鉛は体内に約2,000mg存在します [4]。体内にある亜鉛の95％以上は骨格筋や皮膚などの細胞に存在し、亜鉛含有酵素としてはたらいています。核酸（DNA、RNA）の合成、たんぱく質合成、インスリンの合成や糖代謝、アルコール代謝にもかかわっています。たんぱく質合成に関与することから、創傷治癒を促進する大切な栄養素としても知られています。経口摂取された亜鉛は腸管から吸収されます。

　亜鉛の推奨量は、男性（18〜74歳）11mg/日、女性（18〜74歳）8mg/日（妊婦＋2mg/日、授乳婦＋4mg/日）です [3]。

● 引用・参考文献
1) 鈴木継美ほか編. ミネラル・微量元素の栄養学. 東京, 第一出版, 1998, 351-447.
2) 奥本真史. "微量元素のはたらき・鉄". 消化・吸収・代謝のしくみと栄養素のはたらき：イラスト図鑑の決定版！ ニュートリションケア 2016 年秋季増刊. 山中英治編. 大阪, メディカ出版, 2016, 138-41.
3) 厚生労働省. 「日本人の食事摂取基準（2020 年版）」策定検討会報告書. (https://www.mhlw.go.jp/content/10904750/000586553.pdf, 2020 年 6 月閲覧).
4) 奥本真史. "銅・亜鉛・ヨウ素・セレン". 前掲書 2), 142-5.

第4章 ミネラルのはたらき

鉄の体内分布と吸収

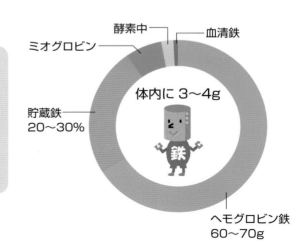

酵素中 ─── 血清鉄
ミオグロビン
体内に 3〜4g
貯蔵鉄 20〜30%
ヘモグロビン鉄 60〜70g

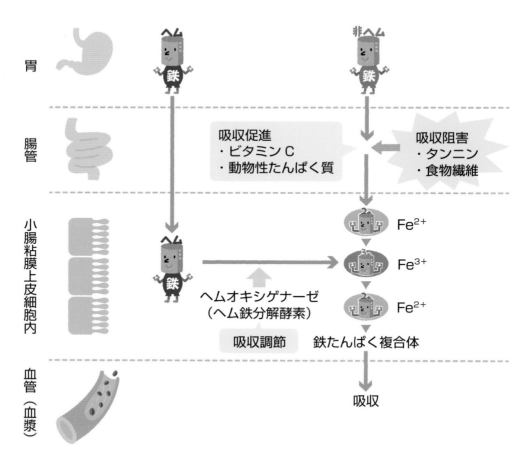

胃

腸管

吸収促進
・ビタミンC
・動物性たんぱく質

吸収阻害
・タンニン
・食物繊維

小腸粘膜上皮細胞内

Fe^{2+}

Fe^{3+}

ヘムオキシゲナーゼ
（ヘム鉄分解酵素）

Fe^{2+}

吸収調節　　鉄たんぱく複合体

血管（血漿）

吸収

銅のはたらき

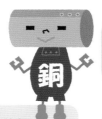

銅の欠乏症・過剰症

- **欠乏症**：人工栄養児や長期の高カロリー輸液時にまれに起こる。体重増加不良、貧血、骨異常、免疫力の低下など。
- **過剰症**：食品ではほとんど起こらないが、まれに嘔吐、下痢、肝障害、貧血などの中毒症状。
- **多く含む食品**：レバー、牡蠣、ココアなど。

貧血の予防

活性酸素の分解

酵素の材料

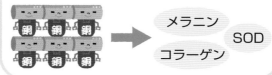

メラニン
コラーゲン
SOD

※SOD：スーパーオキシドディスムターゼ

亜鉛の代謝

亜鉛の欠乏症・過剰症

- **欠乏症**：味覚異常、食欲不振、成長障害、皮膚炎、免疫機能低下、生殖異常症、精神障害など。
- **過剰症**：めまい、吐き気、鉄や銅の吸収障害による貧血など。
- **多く含む食品**：レバー、牡蠣、牛赤身肉、乳製品、大豆製品、ナッツ類など。

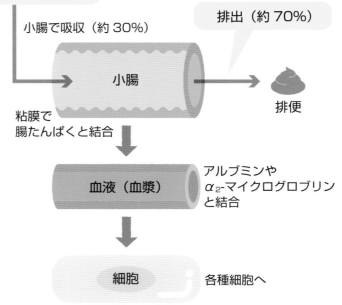

食事からの亜鉛

小腸で吸収（約30％）

排出（約70％）

小腸

排便

粘膜で
腸たんぱくと結合

血液（血漿）

アルブミンや
α_2-マイクログロブリンと結合

細胞

各種細胞へ

4 ヨウ素・セレン

福島学院大学短期大学部食物栄養学科講師 ● 田村佳奈美 たむら・かなみ

ヨウ素のはたらきと代謝

　ヨウ素は、原始時代は水中に存在していたと考えられ、氷河期にヨウ素を多く含んだ土壌が氷河により流され、ヨウ素含有量の少ない土壌に置換されて、低ヨウ素ベルト地帯をつくり、そこがヨウ素欠乏の甲状腺腫好発地帯になったといわれています[1]。

　ヨウ素は、成人の体内に約13mg含まれており、そのうち約70〜80％は甲状腺に存在しています[2]。食品から摂取されたヨウ素の吸収率は高く、ほとんどが吸収されます。吸収されたヨウ素はモノヨードチロシンおよびジヨードチロシンとなり、甲状腺ホルモンとなります[2]。また、吸収されたヨウ素のほとんどが尿中に排出されるため、尿中の排出量から摂取状態を知ることができます。

　ヨウ素からつくられる甲状腺ホルモンは、酸素の消費を高め、エネルギー産生を活発にします。骨形成やたんぱく質の合成を増加させ、交感神経のはたらきを活発にします。また、乳幼児など成長期の子どもの発育を促進します。

　ヨウ素を多く含む食品は、こんぶ、わかめ、ひじきなどの海藻類、たら、たらこ、牡蠣などです。ヨウ素の推奨量は、男女とも（18〜74歳）130μg/日です。妊婦では＋110μg/日、授乳婦では＋140μg/日となっています[3]。

セレンのはたらきと代謝

　セレンは古くから家畜に中毒症状を起こすとして知られてきました。しかし、1957年に、ビタミンE欠乏ラットにみられる肝細胞壊死が微量のセレン投与によって改善することが示され、セレンが動物にとって必須の元素であることがはじめて明らかになりました[1]。

　セレンはおもに十二指腸で吸収されます。体内のセレンは尿中への排出により調節され

ています。セレンは、ビタミン E とともに酸化防止の役割を果たしています[2]。さらに甲状腺ホルモン代謝においても重要です[2]。セレンは体内でイオウ、ヒ素、カドミウム、水銀などと拮抗作用を示し、それらの毒性を軽減しています。長期経腸栄養管理時には欠乏しやすいため、注意が必要です。なお、セレン摂取量と糖尿病発症リスクにおける関係性についても注目されています[4]。

　セレンを多く含む食品は、まぐろ、たら、たらこ、牡蠣、あじ、ずわいがに、レバー、卵黄などです。セレンの推奨量は、男性（18 〜 74 歳）30μg/ 日、女性（18 〜 74 歳）25μg/ 日です。妊婦では＋5μg/ 日、授乳婦では＋20μg/ 日となっています[3]。

●引用・参考文献
1）鈴木継美ほか編．ミネラル・微量元素の栄養学．東京，第一出版，1998，351-447．
2）奥本真史．"銅・亜鉛・ヨウ素・セレン"．消化・吸収・代謝のしくみと栄養素のはたらき：イラスト図鑑の決定版！ニュートリションケア 2016 年秋季増刊．山中英治編．大阪，メディカ出版，2016，142-5．
3）厚生労働省．「日本人の食事摂取基準（2020 年版）」策定検討会報告書．(https://www.mhlw.go.jp/content/10904750/000586553.pdf, 2020 年 6 月閲覧)．
4）Stranges, S. et al. Effects of Long-Term Selenium Supplementation on the Incidence of Type 2 Diabetes : A Randomized Trial. 147（4），2007，217-23．
5）文部科学省．日本食品標準成分表 2015 年版（七訂）について．(https://www.mext.go.jp/a_menu/syokuhinseibun/1365295.htm, 2020 年 6 月閲覧)．

第4章

ミネラルのはたらき

ヨウ素を多く含む食品

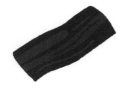

こんぶ（ながこんぶ）
210,000μg

ところてん
240μg

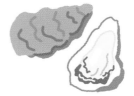

牡蠣
67μg

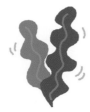

わかめ
1,600μg

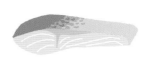

たら
350μg

ひじき（乾）
45,000μg

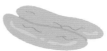

たらこ
130μg

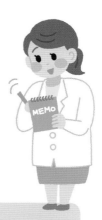

ヨウ素の欠乏症・過剰症

● 欠乏症：甲状腺腫、甲状腺肥大、疲労感、胎児ではクレチン症など。
● 過剰症：甲状腺腫（欠乏でも過剰でも起こる）、甲状腺機能障害など。

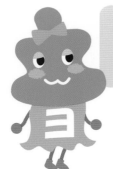

100g あたり：文部科学省「日本食品標準成分表 2015 年版（七訂）」より

セレンを多く含む食品

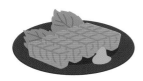

まぐろ（きはだ）
74μg

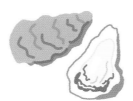

牡蠣
46μg

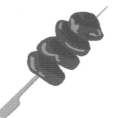

レバー（鶏）
60μg

たら
31μg

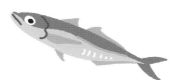

あじ
46μg

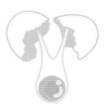

卵黄
56μg

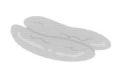

たらこ
130μg

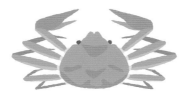

ずわいがに
97μg

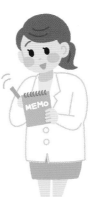

セレンの欠乏症・過剰症

- 欠乏症：克山病、貧血、関節炎、成長阻害、筋肉萎縮、不妊症、免疫力低下など。
- 過剰症：土壌のセレン濃度が高い地域では、脱毛、爪の変形、免疫機能の低下など。

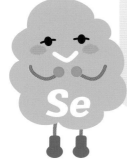

100g あたり：文部科学省「日本食品標準成分表 2015 年版（七訂）」より

MEMO

第 **5** 章

病態と栄養

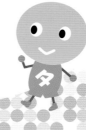

1 低栄養

社会医療法人令和会熊本リハビリテーション病院
リハビリテーション科副部長/サルコペニア・低栄養研究センター長 **吉村芳弘** よしむら・よしひろ

低栄養とは

　低栄養とは「食事の摂取量が不十分な状態」、あるいは「栄養が足りない」ことだけを意味するわけではありません。低栄養の問題は時代とともに変遷しています。ひと昔前の管理栄養士のテキストをひも解くと、典型的な低栄養の病態としてマラスムスとクワシオルコルが掲載されています。マラスムスとは慢性のエネルギー・たんぱく質欠乏状態（PEM）であり、クワシオルコルとは急性のたんぱく質欠乏状態をさします。テキストに掲載される患者の写真をみると、どれも痩せこけた発展途上国の小児です。

　しかし、高齢化がすすむにつれて、低栄養の病態はマラスムスやクワシオルコルだけで説明することがむずかしくなってきました。その原因は疾患の存在です。疾患を合併しない高齢者の低栄養の原因はおもに栄養素の欠乏であり、病態はマラスムスやクワシオルコル、もしくは2つの混合型に近いです。しかし、疾患を合併した高齢者の低栄養の原因や病態は、栄養素の欠乏だけでは説明ができません。疾患に伴う炎症の存在が背景にあります。

　急性疾患などに伴う短期間の急激な炎症惹起を「侵襲」、慢性疾患に伴う長期間の微弱な炎症惹起を「悪液質」と呼びます。いずれも高齢者の低栄養の主因です。高齢者を含む成人の低栄養の原因としては、急性疾患（≒侵襲）、慢性疾患（≒悪液質）、社会生活環境（≒飢餓）の3つが広く提唱されています。マラスムスとクワシオルコルは広義の飢餓に相当します。

　低栄養の高齢者を目にしたとき、主病名や併存疾患に注目する必要があります。管理栄養士や臨床栄養にかかわる管理栄養士以外のあらゆる職種は、主要な疾患の特徴について十分に学習すべきです。病態の理解なくして本質的な栄養サポートはありえません。

低 栄養の評価方法

これまでは、栄養評価方法として採血によるアルブミンやトランスサイレチン（プレアルブミン）などの血清たんぱく指標によるスクリーニング方法が用いられてきました。しかし、これらの血清たんぱくは栄養状態以外にも体液貯留や炎症などの影響を受けやすく、アルブミンやトランスサイレチンなどを単独で用いて栄養評価を行うことは不十分であることがわかってきました。

一方で、採血を用いない栄養評価方法として、簡易栄養状態評価法（MNA®）およびMNA®-Short Form、GLIM[1]があります。GLIM基準は2018年に提唱された世界規模では初となる低栄養に関する診断基準であり、高齢者の低栄養評価でも活用が期待されています。

GLIM基準では、低栄養の診断を「スクリーニング」と「アセスメント／診断（重症度判定を含む）」の2段階で行います。スクリーニングでは、主観的包括的アセスメント（SGA）やMUSTなど、各国でこれまで妥当性が検討されてきたツールの使用が推奨されています。アセスメント／診断では、「現症」の3項目と、「病因」の2項目から評価し、現症のデータから2段階の重症度を判定します。たとえば、現症と病因どちらかに1つ該当した場合は低栄養リスク状態、現症と病因どちらにも該当する場合は低栄養と診断されます。

さらに病因にしたがって、①慢性疾患で炎症を伴う低栄養、②急性疾患あるいは外傷による高度の炎症を伴う低栄養、③炎症はわずか、あるいは認めない慢性疾患による低栄養、④炎症はなく飢餓による低栄養（社会経済的や環境的要因による食糧不足に起因）の、炎症に関連する4つに低栄養を分類します。

● 引用・参考文献

1) Cederholm, T. et al. GLIM criteria for the diagnosis of malnutrition-A consensus report from the global clinical nutrition community. Clin. Nutr. 38（1）, 2019, 1-9.

第5章

病態と栄養

低栄養診断のアルゴリズム

リスクスクリーニング

従来より使用されている精度検証済みのツール使用を推奨

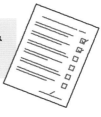

アセスメント

現症
・意図しない体重減少
・低 BMI
・筋肉量減少

病因
・食事量減少または吸収能低下
・疾患による負荷／炎症の程度

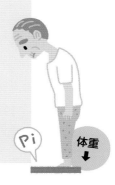

診断

現症と病因のそれぞれ 1 つ以上に該当

重症度判定

現症に基づき重症度を判定

（文献 1 より改変）

成人（高齢者含む）における低栄養の 3 つの原因

● 急性疾患（≒侵襲）
● 慢性疾患（≒悪液質）
● 社会生活環境（≒飢餓）
※マラスムスとクワシオルコルは広義の飢餓に相当する。

GLIM 基準の栄養障害

現症と病因から低栄養の重症度判定

現症			病因	
意図しない 体重減少	低 BMI	筋肉量減少	食事摂取量減少／ 消化吸収能低下	疾患による負荷／ 炎症の関与
□＞5% 過去6ヵ月以内 or □＞10% 過去6ヵ月以上	□＜20：70 歳 未満 □＜22：70 歳 以上 アジア □＜18.5：70 歳 未満 □＜20：70 歳 以上	□筋肉量減少： 身体組成測定 （DXA、BIA、 CT、MRIなどで 計測） アジア □筋肉量減少： 人種による補正 （上腕周囲長、下 腿周囲長などで も可）	□食事摂取量 ≦50%（エネル ギー必要量の）： 1週間以上 or □食事摂取量の低 下：2週間以上 持続 or □食物の消化吸収 障害：慢性的な 消化器症状	□急性疾患や外傷 による炎症 or □慢性疾患による 炎症
上記3項目のうち1つ以上に該当			上記2項目のうち1つ以上に該当	

低栄養

重症度判定

現症	体重減少	低 BMI	筋肉量減少
ステージ1 中等度の低栄養	□5〜10% 過去6ヵ月以内 □10〜20% 過去6ヵ月以内	□20：70 歳未満 □22：70 歳以上	□軽度〜中等度減少
ステージ2 重度の低栄養	□＞10% 過去6ヵ月以内 □＞20% 過去6ヵ月以内	□18.5：70 歳未満 □20：70 歳以上	□重大な減少

低栄養と炎症に関連する病因別4分類

■慢性疾患で炎症を伴う 低栄養	■急性炎症あるいは外傷 による高度の炎症を伴 う低栄養	■炎症はわずか、あるい は認めない慢性疾患に よる低栄養	■炎症はなく飢餓による 低栄養（社会経済的や 環境要因による食糧不 足に起因）

（文献1より）

2 フレイル・サルコペニア

社会医療法人令和会熊本リハビリテーション病院
リハビリテーション科副部長/サルコペニア・低栄養研究センター長 ●吉村芳弘 よしむら・よしひろ

フレイル

フレイル（frailty）は、加齢に伴いさまざまな臓器の機能や予備能力の低下が起こり、外的ストレスに対する脆弱性が亢進した状態で、種々の障害（日常生活自立度低下、転倒、独居困難、合併症増悪、入院、死亡など）に陥りやすくなった状態です。フレイルには身体的フレイル、認知的フレイル、社会的フレイル、オーラルフレイルなどがあります。

●身体的フレイル

身体的フレイルは加齢による骨格筋量の減少や食思不振による慢性的な低栄養などが相互に影響しています。これらが悪循環となり、心身機能の低下を加速させることが懸念されています。このフレイルの発生サイクルに影響する要因について、さまざまな側面から改善可能なアプローチを施して、フレイルの悪循環を断ち切ることが必要です。多くの要因のなかでもサルコペニアと低栄養が身体的フレイルの中核要因といわれています。

●認知的フレイル

認知的フレイルは軽度の認知機能障害はあるものの認知症には至っておらず、かつ、身体的にはフレイルな状態のことをいいます。認知機能の低下と身体的フレイルは合併しやすいことが多くの疫学研究で示されており、そこには生活習慣病、栄養障害、ホルモンの異常、炎症、うつなどが共通要因となっている可能性があります。

●社会的フレイル

社会的フレイルについて統一された定義はありませんが、「社会活動への参加や社会的交流に対する脆弱性が増加している状態」であり、具体的には「外出頻度が1日1回未満の閉じこもり傾向」および「同居家族以外との交流が週1回未満の社会的孤立状態」と提言している研究者もいます。

●フレイルの特徴

　フレイルの特徴は可逆性にあります。フレイルは身体障害（disability）と健常（robust）の中間の状態であり、適切な介入で健常近くに戻れる可逆的な状態です。つまり、適切なタイミングで、適切な予防や介入を行うことで、将来の日常生活機能障害や転倒、入院、施設入所、死亡などのリスクが軽減します。そのため、早期発見と早期介入がフレイル対策として重要となります。

サ ルコペニア

　サルコペニアは、健康障害のリスクが高まった進行性かつ全身性の骨格筋疾患と定義されています。サルコペニアの原因としては、加齢以外に要因がないものを「一次性サルコペニア」、加齢以外の要因によるものを「二次性サルコペニア」と呼びます。二次性サルコペニアの原因として低活動（運動不足、廃用、無重力など）、疾患（侵襲、慢性臓器不全、炎症性疾患、内分泌疾患、悪液質など）、低栄養が指摘されています[1]。

　最初にサルコペニアの診断基準を提唱したのは European Working Group for Sarcopenia in Older People（EWGSOP）であり、彼らはサルコペニアを筋量減少、筋力低下、身体機能低下から構成される症候群と位置づけました。EWGSOP の 2018 年の改訂版では、①スクリーニング、②筋力（握力、いす立ち上がり）、③筋量・筋質評価、④重症度評価の 4 段階でサルコペニアを判定することが提言されました（EWGSOP2）[1]。

　2019 年 12 月に Asian Working Group for Sarcopenia（AWGS）が最新版の診断基準を発表しました（AWGS2019）[2]。これに伴い、わが国におけるサルコペニア診療ガイドラインも 2020 年 4 月にその改訂版[1]が発表されました。サルコペニアの診断には、筋力、身体機能、骨格筋量をそれぞれ評価することが必要です。骨格筋量減少に筋力または身体機能が低下した場合を「サルコペニア」と診断し、すべて低下した場合を「重要サルコペニア」と診断します。ただし、骨格筋量を測定できない環境では、筋力と身体機能の低下で「サルコペニアの可能性」と診断します。

●引用・参考文献

1）サルコペニア診療ガイドライン作成委員会. サルコペニア診療ガイドライン 2017 年度版一部改訂. 東京, ライフサイエンス出版, 2020, 84p.
2）Zorowitz, RA. et al. Conditional Permission to Not Resuscitate : A Middle Ground for Resuscitation. J. Am. Med. Dir. Assoc. 20（11）, 2019, 679-82.

フレイルの多様な要因

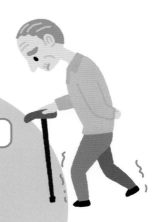

身体的フレイル

・低栄養
・サルコペニア
・口腔機能低下
・運動機能低下
　　　　など

ADL、IADL、QOL 低下

認知的フレイル

・軽度認知障害（MCI）
・うつ
・認知症
　　　　など

社会的フレイル

・閉じこもり傾向
・孤立
・孤食
　　　　など

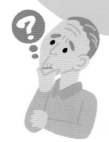

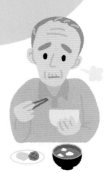

フレイル対策＝早期発見と早期介入

フレイルは身体障害と健常の中間の状態で、適切な介入で健常近くに戻れる可逆的な状態である。適切なタイミングで予防や介入を行えば、将来の日常生活機能障害や転倒、入院、施設入所、死亡などのリスクが軽減する。フレイル対策として重要なのは、早期発見と早期介入である。

AWGS2019 によるサルコペニア診断基準

地域／プライマリケア

患者発見
- ●下腿周囲長（CC）：男＜34cm、女＜33cm
- ●SARC-F≧4
- ●SARC-CalF≧11

Yes（いずれかひとつ）

評価
- ●筋力
  握力：男＜28kg、 or
  女＜18kg
- ●身体機能
  5回いす立ち上がりテスト
  ≧12秒

介入 ← サルコペニアの可能性

専門医療／研究レベル

患者発見
身体機能低下、意図しない体重減少
抑うつ、認知レベル低下
くり返す転倒、栄養障害
慢性疾患（心不全、COPD、糖尿病、CKD など）
- ●下腿周囲長（CC）：男＜34cm、女＜33cm
- ●SARC-F≧4
- ●SARC-CalF≧11

診断
- ●筋力
  握力：男＜28kg、女＜18kg

- ●身体機能
  6m歩行＜1m/s
  or
  5回いす立ち上がりテスト≧12秒
  or
  SPPB＜10

- ●骨格筋量
  DXA、BIA
- ●身長²補正
  男＜7.0kg/m²
  女＜5.4kg/m²（DXA）
  女＜5.7kg/m²（BIA）
- ●BMI補正
  男＜0.789m²（DXA）
  女＜0.512m²（DXA）

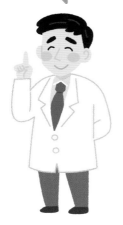

サルコペニアの診断には、筋力、身体機能、骨格筋量をそれぞれ評価することが必要です。

介入

サルコペニア	重症サルコペニア
骨格筋量↓	骨格筋量↓
かつ	かつ
筋力↓	筋力↓
または	かつ
身体機能↓	身体機能↓

（文献2より改変）

3 メタボリックシンドローム

岐阜市民病院糖尿病・内分泌内科 ● **窪田紗希** くぼた・さき
関西電力病院栄養管理室長／美作大学客員准教授 ● **真壁昇** まかべ・のぼる
関西電力病院糖尿病・代謝・内分泌センター／疾患栄養治療センター長 ● **桑田仁司** くわた・ひとし

メタボリックシンドロームの病態

　メタボリックシンドロームとは、内臓肥満に高血圧、高血糖、脂質代謝異常が重なり合うことにより、心臓病や脳卒中などによりなりやすい病態です。食事や運動など生活習慣の乱れとの関連が深いとされます[1]。蓄積した内臓脂肪組織は過剰な遊離脂肪酸（FFA）を門脈のなかに放出するだけでなく、TNF-α、プラスミノーゲンアクチベーターインヒビター（PAI-1）、レジスチン、アンジオテンシノーゲン、レプチン、アディポネクチンなど、アディポサイトカインと総称される生理活性物質を分泌する活発な内分泌臓器です。内臓脂肪蓄積やアディポサイトカイン産生調節異常は、インスリン抵抗性や高血糖、脂質代謝異常、血圧高値など各リスクを惹起するだけでなく、心血管疾患の発症に直接つながるため、早期の対応が必要とされています[2]。

メタボリックシンドロームの治療

　動脈硬化疾患は、内臓肥満をベースに起こるため、生活習慣を改善し、体重減少（内臓脂肪減少）することによって疾患がかなり改善することがわかっています。基本指導としては、1日3食、偏食や過食をせずに目標体重から計算した食事量をよくかんで食べる、食物繊維やビタミンを十分に摂取し、脂質、糖質、アルコール、食塩は控えめにすることが必要となります。

　特定保健指導対象者で積極的な支援を行った3,480人を対象とする研究では、1～3％の体重減少でトリグリセリド、LDLコレステロール、HDLコレステロール、HbA1c、肝機能が改善し、また、3～5％の体重減少で収縮期・拡張期血圧、空腹時血糖、尿酸値の有意な改善が認められました[3]。まずは、肥満者では6ヵ月で3％以上の減量を、高度肥満者においては5～10％の減量を目標として指導しましょう[4]。

●食事量の考え方とバランス

　若年者は BMI 22kg/m^2 を目安に食事量を決定します。なお、高齢になると身長が縮むことから標準体重の計算では低値に換算されること、食事摂取量が減少するといった問題が生じます。近年、75歳以上の高齢者では BMI 25kg/m^2 程度においていちばん死亡率が低値になることがわかってきており、指導対象者に対して個別の目標体重を設定し、食事量を決定する必要があります。また、カリウムは降圧作用が期待できるため、カリウムを多く含む野菜やくだものの積極的な摂取を推奨しています[5]。しかし、カリウム制限が必要な慢性腎不全患者や糖尿病患者には注意が必要です。

●節酒

　アルコールの単回摂取は数時間持続する血圧低下をもたらしますが、長期的な飲酒習慣は高血圧の要因となり、とくに晩酌は脳卒中の原因とされる早朝高血圧の要因となります。アルコール制限での降圧効果は収縮期で3mmHg、拡張期で2mmHg程度です。エタノールとして、男性20〜30mL/日以下（ビール中瓶1本、日本酒1合、焼酎0.5合程度）、女性10〜20mL/日以下に制限するよう指導しましょう[5]。

●減塩

　食塩摂取量は6g/日未満を目標とします。ただし、妊婦においては胎児への影響を考慮して厳しい減塩は慎重に行います。また、高齢者においては塩分制限により食事摂取量が十分に確保できなくなる場合は厳格な減塩は推奨しません[5]。指導対象者の1日摂取量を食事記録、塩分摂取頻度調査、24時間蓄尿や随時尿による推定値を用いて評価し、生活食事環境に応じて減塩食品の利用など実践可能な手法を提案しましょう。

●引用・参考文献

1）厚生労働省. 生活習慣病予防のための健康情報サイト.（https://www.e-healthnet.mhlw.go.jp/information/metabolic, 2020年7月閲覧）.
2）Muramoto, A. et al. Three Percent Weight Reduction Is the Minimum Requirement to Improve Health Hazards in Obese and Overweight People in Japan. Obes. Res. Clin. Pract. 8（5）, 2014, e466-75.
3）林道夫ほか編. "メタボリックシンドローム". 糖尿病・内分泌疾患ビジュアルブック. 第2版. 落合慈之監修. 東京, 学研メディカル秀潤社, 2018, 189.
4）日本肥満学会編. 肥満症診療ガイドライン2016. 東京, ライフサイエンス出版, 2016, 152p.
5）日本高血圧学会高血圧治療ガイドライン作成委員会編. "高血圧の管理および治療の基本方針". 高血圧治療ガイドライン2019. 東京, ライフサイエンス出版, 2019, 47-8.

第5章

病態と栄養

メタボリックシンドロームの診断基準

内臓脂肪
ウエスト周囲長　　　　　　　　男性 ≧ 85cm
　　　　　　　　　　　　　　　女性 ≧ 90cm
（CT スキャンでの内臓脂肪面積 男女ともに ≧ 100cm^2 に相当する値）
＊ウエスト径は立位・軽呼気時・臍レベルで測定する。

上記に加えて以下のいずれか 2 項目以上

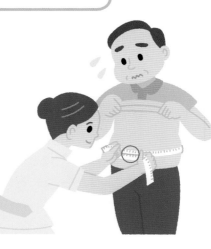

高トリグリセリド血症　　　≧ 150mg/dL
　　　かつ / または
低 HDL コレステロール血症　< 40mg/dL

収縮期血圧　　　　　　　　≧ 130mmHg
　　かつ / または
拡張期血圧　　　　　　　　≧ 85mmHg

空腹時高血糖　　　　　　　≧ 110mg/dL

高齢者のエネルギー摂取量の目安

エネルギー摂取量（kcal/ 日）＝ 目標体重（kg）× エネルギー係数（kcal/kg）

高齢者の目標体重算出の目安
- 65 歳〜 74 歳：身長（m）^{2} × 22 〜 25
- 75 歳以上：身長（m）^{2} × 22 〜 25

※ 75 歳以上の後期高齢者では現体重に基づき、フレイル、基本的 ADL 低下、併存症、体組成、身長の短縮、摂食状況や代謝状態の評価を踏まえて適宜判断する。

身体活動レベルによるエネルギー係数（kcal/kg）
- 軽い労作（大部分坐位）：25 〜 30
- 普通の労作（坐位中心だが通勤・家事・軽い運動を含む）：30 〜 35
- 重い労作（力仕事・活発な運動習慣がある）：35 〜

※高齢者のフレイル予防では、身体活動レベルよりも大きい係数を設定できる。目標体重と現体重の間に大きな乖離がある場合には、上記を参考に柔軟に係数を設定する。

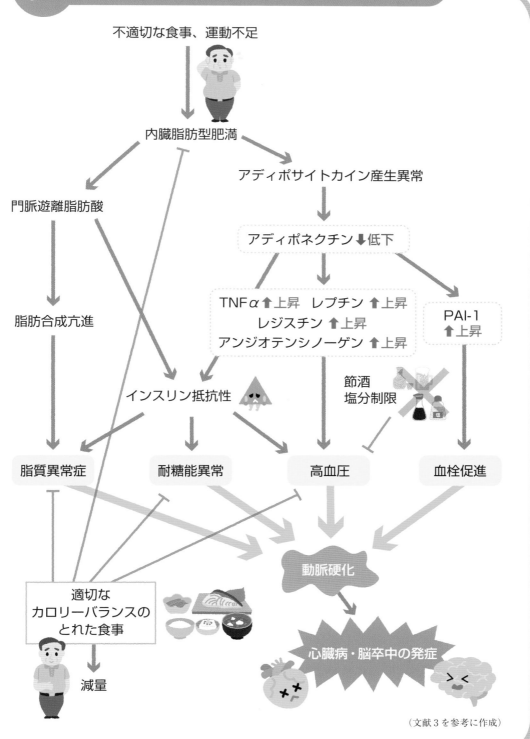

不適切な食事、運動不足

内臓脂肪型肥満

アディポサイトカイン産生異常

アディポネクチン⬇低下

門脈遊離脂肪酸

TNFα⬆上昇　レプチン⬆上昇
レジスチン⬆上昇
アンジオテンシノーゲン⬆上昇

PAI-1
⬆上昇

脂肪合成亢進

インスリン抵抗性

節酒
塩分制限

脂質異常症　　耐糖能異常　　高血圧　　血栓促進

動脈硬化

適切な
カロリーバランスの
とれた食事

減量

心臓病・脳卒中の発症

（文献3を参考に作成）

4 リフィーディング症候群

関西電力病院栄養管理室長／美作大学客員准教授 ● **真壁昇** まかべ・のぼる

リ フィーディング症候群の病態と吸収・代謝

リフィーディング症候群（refeeding syndrome）は、慢性的な低栄養状態が続く生体に対して、急速な栄養補給によって発症する複合的な代謝異常症の総称です。発症メカニズムは、急速に投与されたグルコースが細胞内に取り込まれアデノシン三リン酸（ATP）を産生し、たんぱく質合成が起こりますが、この際に大量のリンやビタミン B_1 などが消費されることに起因します[1]。この大量消費に伴うリン欠乏症は、赤血球内のグリセリン 2,3-リン酸（2,3-DPG）の低下を来します。2,3-DPG の低下により末梢組織における酸素の遊離が妨げられ、ヘモグロビン酸素解離曲線の左方移動（165 ページ参照）にみるように組織が低酸素状態になることで、乳酸アシドーシスが起こります[2]。また、グルコース代謝に必須となるビタミン B_1 の消費が亢進し、ビタミン B_1 欠乏性に伴う乳酸アシドーシスやウェルニッケ脳症などが報告されています。一方、グルコース投与に伴い分泌されたインスリンは、腎尿細管におけるナトリウム再吸収を促進させるため体水分の貯留を生じやすく、同時に本病態におけるカリウム、マグネシウムなどの細胞内移動により電解質異常を来し、心不全の増悪因子になります。このようにリフィーディング症候群は、ATPを多く利用する臓器である脳、心臓、筋肉での障害が著明であり、多彩な臨床像を示し、心停止をはじめ致死的合併症による死亡例が報告されています。

リ フィーディング症候群の予防

リフィーディング症候群は予防可能であり、もし発症した場合においても早急な治療により可逆的な改善が期待できます。栄養療法の開始点において、これまでの栄養補給歴や電解質をアセスメントし、リフィーディング症候群のリスク[3]を考慮のうえ開始します。もし中等度の低栄養状態でその危険性がある場合は、必要栄養量の 50 ％以下、または

20kcal/kg/ 日以下から栄養の投与を開始します。また、BMI が 16kg/m^2 未満、あるいは過去３〜６ヵ月の体重減少が 15％を超えるなど、高度のリスクを有する症例には、10kcal/kg/ 日以下の速度で栄養の投与を開始します。一方で BMI が 14kg/m^2 以下、あるいは２週間以上栄養を摂取していないなどの超高リスク症例には、5kcal/kg/ 日以下の速度で栄養の投与を開始します。高リスク症例では４〜７日以上かけて目標投与量まで増加させることが推奨されます[4]。

　また、リフィーディング症候群を疑う、あるいはリスクが高い患者には、あらかじめビタミン B$_1$ を中心としたビタミン B 群と総合ビタミン製剤、リン、マグネシウム、カリウムに加えて微量元素製剤などの投与を行います。栄養投与開始前の電解質が基準域でも、リスクに応じてこれらを投与すべきです。栄養を投与する 12 〜 24 時間前に補給を開始することに意義があり、栄養投与と同時に開始するのでは遅いと考えられています[4]。

リフィーディング症候群の治療

　低リン血症を認めれば早急にリン補充が必要で、原則として経口投与を優先します。リンの消化管吸収はほかの金属よりも良好であり、たんぱく源となる多くの食品に含まれています。経静脈投与による補充しかできない場合には、リン酸カルシウムの全身への沈着を起こす可能性が考えられるため、カルシウムを含まない生理食塩液などの輸液を用います。脂肪乳剤にもリン脂質のかたちで含まれており有効です。さらにビタミン B$_1$ 欠乏症は重大な合併症をひき起こします。ビタミン B$_1$ は水溶性ビタミンであり、蓄積がなく過剰症は生じないことから、100mg を輸液から１日２〜３回補給することが推奨されます[1]。ビタミン B$_1$ を含有したキット製剤による静脈栄養を行っている場合においても、ビタミンは維持量しか含まれておらず、追加補充が必要です。このうえで栄養投与量を４〜５日かけて漸増し、電解質などをモニタリングしたうえで適正化を行います[5]。

●引用・参考文献
1）中屋豊ほか. リフィーディング症候群. 四国医学雑誌. 68（1-2）, 2012, 23-8.
2）Crook, MA. et al. The Importance of the Refeeding Syndrome. Nutrition. 17（7-8）, 2001, 632-7.
3）NICE. Clinical guideline. Nutrition support for adults : oral nutrition support, enteral tube feeding and parenteral nutrition. Last updated 2017.（https://www.nice.org.uk/guidance/cg32/chapter/1-guidance, 2020 年 7 月閲覧）.
4）Mehanna, H. et al. Refeedingsyndrome-awareness, preventionandman-agement. Head Neck Oncol.26, 2009, 1-4.
5）Mehanna, H. et al. Refeeding syndrome, what it is, and how to prevent and treat it. BMJ. 336（7659）, 2008, 1495-8.

リフィーディング症候群の発症メカニズム

 飢餓、低栄養

↓

糖新生、たんぱく異化

↓

 体重減少

↓

 水、ミネラル、ビタミンの欠乏

↓

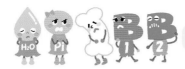 リフィーディング ← 糖 アミノ酸

↓

 膵からのインスリン分泌 ↑

↓

 ↑細胞のグルコースの取り込み
↑たんぱく質の合成

↓

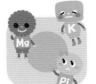 リン、マグネシウム、カリウムの細胞内への移動
低リン、低マグネシウム、低カリウム血症

↓

ビタミン B₁ の利用 ↑
すでに低下しているので
欠乏症状

↓

リフィーディング症候群の
症状の発症

（文献 4 を参考に作成）

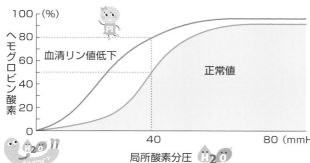

ヘモグロビン酸素解離曲線の左方移動

血清リン値低下

正常値

末梢組織の局所酸素分圧が 40mmHg/dL であるとすると、正常では 50％のヘモグロビンが酸素を放す。一方、ヘモグロビン酸素解離曲線の左方移動によって酸素を放すヘモグロビンは 20％に減少する。ヘモグロビンの酸素運搬能が 40％に低下したことになる。

（文献 1 を参考に作成）

リフィーディング症候群の臨床症状

● 循環器：不整脈、心停止、うっ血性心不全
● 呼吸器：呼吸困難、呼吸不全
● 神経系：てんかん発作、脱力、衰弱、知覚異常、錯感覚、せん妄、ギラン・バレー症候群
● 筋・骨格：横紋筋融解症、筋肉痛
● 血液：溶血性貧血、血小板減少症
● 免疫系：易感染症
● 代謝系：代謝性アシドーシス、高血糖、インスリン抵抗性
● 腎臓：急性尿細管壊死、ミオグロビン尿症、ヘモグロビン尿症

以下の項目を 1 つ以上満たす場合

・BMI ＜ 16kg/m^2
・過去 3 ～ 6 ヵ月以内の意図しない 15％以上の体重減少
・10 日間以上ほとんど栄養摂取をしていない
・栄養開始前の K、Pi、Mg が低値

あるいは以下の項目を 2 つ以上満たす場合

・BMI ＜ 18.5kg/m^2
・過去 3 ～ 6 ヵ月以内の意図しない 10％以上の体重減少
・5 日間以上ほとんど栄養摂取をしていない
・大量飲酒歴、インスリン、化学療法、制酸薬、利尿薬の使用歴

図 1 ● リフィーディング症候群の高リスク
（文献 3 より）

リスク患者で血清 K、Ca、Pi、Mg 濃度のチェック
⬇
栄養投与前に 200 ～ 300mg のビタミン B$_1$ を経静脈投与
ビタミン、微量元素を毎日補充
⬇
10kcal/kg/ 日で栄養投与を開始、4 ～ 7 日かけて漸増
⬇
K（2 ～ 4mmol/kg/ 日）
Pi（0.3 ～ 0.6mmol/kg/ 日）
Ca、Mg（0.2mmol/kg/ 日）の投与と適正濃度の維持
⬇
最初の 2 週間は K、Pi、Ca、Mg のモニタリングと適正化を行う

図 2 ● リフィーディング症候群の予防（文献 5 より）

リフィーディング症候群のモニター項目（文献 5 より）

栄養開始前、そして少なくとも 3 ～ 5 日後（or 増やしている間）までは、以下の項目に注意する

● 水和状態と栄養状態：早期の体重増加は体液の増加によることが多い。
● 血液検査：初期の Glu と Alb。Na、K、Pi、Mg、Ca、BUN、Cre は毎日。
● 心不全の有無：心電図のモニター（QT、不整脈）。脈拍数（頻脈）、呼吸困難、浮腫、ECG と心エコー。

5 褥瘡

桐生厚生総合病院副院長／皮膚科診療部長／食養科部長 ● **岡田克之** おかだ・かつゆき

褥瘡とは

●外力：どんな力が加わっている？

　日本褥瘡学会の定義（2005 年）では、「身体に加わった外力は、骨と皮膚表層の間の軟部組織の血流を低下、あるいは停止させる。この状況が一定時間持続されると組織は不可逆な阻血性障害に陥り、褥瘡となる」とされています。外力とは単なる圧迫ではありません。骨突出部の軟部組織に対して三次元的に影響をおよぼし、骨に近いところにもっともダメージが加わるのです。すなわち、褥瘡は奥からできると思ってください。

●発生要因：なぜ褥瘡ができるのか？

　褥瘡の発生要因として「個体要因」「環境・ケア要因」、そして共通する要因として「自立・外力・栄養・湿潤」にまとめられます[1]。加齢によるフレイル（虚弱）と相まって、低栄養によるサルコペニアがすすみ、さらには自立度が低下して寝たきり状態となり、さまざまな外力や失禁などによる皮膚の過湿潤が加わり、最終的に褥瘡が発生します。この好ましくないスパイラルを回避するには、多職種の目が必要です。

●危険因子：リスクアセスメントが大事！

　褥瘡の発生機序を理解し、その発生リスクを適切にアセスメントしたうえで、いかに予防するかを考えなくてはなりません。とくに高齢者のアセスメントが重要です[2]。そのためのツールに「OH スケール」[3]や厚生労働省の「危険因子評価票」があります。さらに在宅や介護施設に向けた「床ずれ危険度チェック表」も開発されています[4]。

●褥瘡状態の評価：創をいかにみるか

　褥瘡の創状態のアセスメントには「DESIGN-R®」が頻用されます。そのなかで深さ（Depth）については、NPIAP（National Pressure Injury Advisory Panel）の「Stage分類」と一致します。d1（持続する発赤）〜 d2（真皮までの損傷）では、多くは栄養状態

にかかわらず、体圧管理と局所ケアで治癒を目指せるでしょう。しかし、D3（皮下組織までの損傷）以上となると、創傷治癒過程をすすめるための総合的な治療とケアが必要です。紅色の良性肉芽が増生していて、経過がよいと思われる褥瘡でも、さまざまな問題点を抱えていることがあります。創評価は行うべきケアをみつけ出すことにつながるのです。

褥瘡と栄養とのかかわり

　低栄養状態は、褥瘡の危険因子でもあり、創傷治癒を遷延させる因子でもあり、とくに在宅患者でリスクが高いとされます。筆者の経験では、在宅で重度な褥瘡が発生して入院した場合、褥瘡ケア、栄養サポートを行って軽快した後でも、なかなか在宅療養には戻れずに介護施設や病院へ転院になってしまうことが多いです。

　各種のガイドラインにおける褥瘡に対する栄養療法の推奨文でも、栄養サポートの重要性がわかります。たんぱく質・エネルギー栄養障害（PEM）は危険因子であり、創傷治癒を遅延させる因子であるのは実感しているでしょう。十分なエネルギーとたんぱく質をバランスよく投与しなくてはなりません[5]。さらにビタミン類、亜鉛などの微量元素、アミノ酸（アルギニンなど）、n-3 系脂肪酸、コラーゲン加水分解物の投与も推奨されます。

　高齢者医療にかかわる医療人すべてが、いかに褥瘡を予防するかを意識しなくてはなりません。褥瘡について総論的にわかっていても、目の前の高齢者をみたとき、何を感じ、何を考えますか？ みずからの専門性をいかし、チーム医療で褥瘡対策に取り組んでください。褥瘡発生ゼロは理想ですが、もし褥瘡が発生しても軽度で済み、重度に至っても対処がわかり、対処困難なら相談できる者がいること、つまり「褥瘡で苦しむ人がゼロ」を褥瘡対策のアウトカムと考えています[6]。

● 引用・参考文献
1）日本褥瘡学会学術教育委員会．褥瘡発生要因の抽出とその評価．日本褥瘡会誌．5（1-2），2003，136-49.
2）岡田克之．高齢者の褥瘡：褥瘡のリスクアセスメントと予防対策．日本老年医学会雑誌．50（5），2013，583-91.
3）堀田由浩．"床ずれのアセスメントツール：OH スケール"．床ずれケアナビ．全面改訂版．日本褥瘡学会・在宅ケア推進協会編．東京，中央法規出版，2017，35-41.
4）森田貞子ほか．ケアマネジャーを対象とした褥瘡リスクアセスメントスケールの開発．日本褥瘡学会誌．21（1），2019，34-40.
5）岡田克之．"褥瘡患者の栄養管理では、十分なエネルギーとたんぱく質の補給をすべき？"．間違いだらけの栄養療法 40：聞けそうで聞けなかった迷える栄養ケア．ニュートリションケア 2018 年春季増刊．田村佳奈美編．大阪，メディカ出版，2018，139-44.
6）岡田克之．地域における褥瘡連携システムをめざす．Monthly Book Derma．266，2018，6-18.

第5章

病態と栄養

褥瘡発生のメカニズムとアセスメント

外力がどう伝わるか？

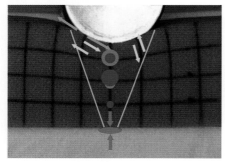

３つの応力

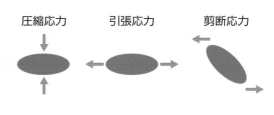

圧縮応力　　引張応力　　剪断応力

髙橋誠先生（日本医療大学保健医療学部特別研究員・臨床工学科設置準備室室長）より許可を得て引用

褥瘡発生の概念図

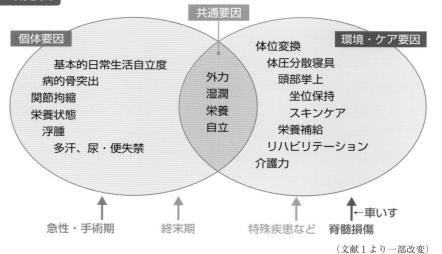

共通要因

個体要因　　　　　　　　　　　　　　　　　　　　　　環境・ケア要因

基本的日常生活自立度　　　　　　　　　　体位変換
病的骨突出　　　　　　　外力　　　　　体圧分散寝具
関節拘縮　　　　　　　　湿潤　　　　　頭部挙上
栄養状態　　　　　　　　栄養　　　　　坐位保持
浮腫　　　　　　　　　　自立　　　　　スキンケア
多汗、尿・便失禁　　　　　　　　　　　栄養補給
　　　　　　　　　　　　　　　　　　リハビリテーション
　　　　　　　　　　　　　　　　　　介護力

急性・手術期　　　終末期　　　特殊疾患など　脊髄損傷　←車いす

（文献1より一部改変）

褥瘡をどうみるか？

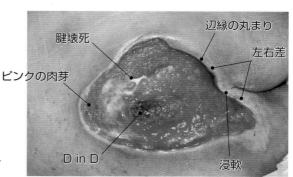

腱壊死　　　　辺縁の丸まり
ピンクの肉芽　　　　　　左右差
D in D　　　　浸軟

鮮紅色の良性肉芽が増生しているなかで、
いくつか注目すべき課題がある。

褥瘡の評価

OH スケール

自力体位 変換	0 点	できる	1.5 点	どちらで もない	3 点	できない
病的骨 突出 （仙骨部）	0 点	なし	1.5 点	軽度・ 中等度	3 点	高度
浮腫	0 点	なし	3 点	あり		
関節拘縮	0 点	なし	1 点	あり		

（文献3より引用）

合計点	危険要因 レベル	褥瘡 発症率	選択すべき体圧分散 マットレスのタイプ
0	なし	発症は まれ	－
1 〜 3	軽度	約25% 以下	汎用でよい
4 〜 6	中等度	約26〜 65%	なるべく高機能 がよい
7 〜 10	高度	約66% 以上	最初から高機能 とすべき

危険要因レベルは、合計点が1〜3：軽度、4〜6：中等度、7〜10：高度。高度であると約66%で褥瘡が発生するので、当初から高機能な体圧分散マットレスを要する。

厚生労働省危険因子評価票

	日常生活自立度　J（1・2）A（1・2）B（1・2）C（1・2）			対処
危険因子の評価	基本的動作能力	ベッド上： 自力体位変換	□ できる　□ できない	「あり」「できない」が1つでもある場合、看護計画を立案し、実施する。
		いす上： 坐位姿勢の保持・除圧	□ できる　□ できない	
	病的骨突出		□ なし　□ あり	
	関節拘縮		□ なし　□ あり	
	栄養状態低下		□ なし　□ あり	
	皮膚湿潤（多汗・尿失禁・便失禁）		□ なし　□ あり	
	皮膚の脆弱性（浮腫）		□ なし　□ あり	
	皮膚の脆弱性（スキン-テアの保有、既往）		□ なし　□ あり	

OHスケールの項目に、栄養状態低下、皮膚湿潤、皮膚の脆弱性が加えられている。

床ずれ危険度チェック表

	項目	チェック
1	自分で寝返りがうてない	
2	痩せて、骨張っている	
3	足や腕の関節を伸ばすことができない	
4	食事量（回数）が減った	
5	体が汗で湿っていることがある	
6	オムツを常時使用している	
7	足が浮腫んでいる	
8	ギャッチアップ機能を利用して体を起こしている	
	合計	個

2点以上だと褥瘡発生リスクあり。平易な言葉で、在宅にかかわる者や家族にもわかりやすいものになっている。

（文献4より引用）

資 料 集

ビタミン B 群がかかわる 3 大栄養素の代謝

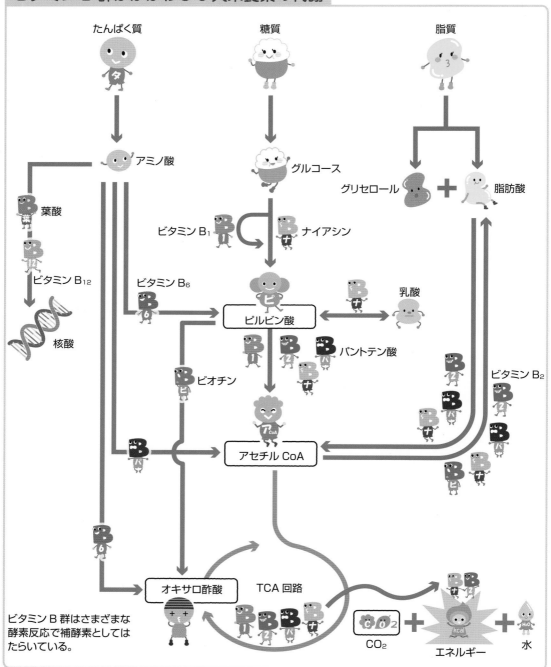

ビタミン B 群はさまざまな
酵素反応で補酵素としては
たらいている。

出典：平岡真実．水溶性ビタミンのはたらき．ニュートリションケア．12（4），2019，355．

主要元素とミネラルの分類

			主要元素とミネラルの分類			
主要元素			酸素（O） O 炭素（C） C 水素（H） H 窒素（N） N			

| ミネラル | 多量元素・少量元素 | 必須 | **Na**
ナトリウム
Na
体液量、
神経伝達 | **K**
カリウム
K
神経興奮性
不整脈、筋緊張 | **Ca**
カルシウム
Ca
硬組織、筋収縮
細胞内シグナル | **P**
リン
Pi
硬組織、
ATP、細胞膜 | **Mg**
マグネシウム
Mg
骨、筋肉、
リン酸化酵素 |

主要元素: 酸素（O）O　炭素（C）C　水素（H）H　窒素（N）N

ミネラル

多量元素・少量元素

必須:
- **Na** ナトリウム — 体液量、神経伝達
- **K** カリウム — 神経興奮性、不整脈、筋緊張
- **Ca** カルシウム — 硬組織、筋収縮、細胞内シグナル
- **P** リン（Pi）— 硬組織、ATP、細胞膜
- **Mg** マグネシウム — 骨、筋肉、リン酸化酵素

非必須:
- **Cl** クロール
- **S** イオウ

微量元素

必須:
- **Fe** 鉄 — ヘモグロビン、ミオグロビン
- **Zn** 亜鉛 — 創傷治癒、味覚
- **Cu** 銅 — Wilson病、SOD
- **Mn** マンガン — SOD、精神症状

非必須:
- **F** フッ素
- **Si** ケイ素
- **Sr** ストロンチウム
- **Rb** ルビジウム
- **Pb** 鉛

超微量元素

必須:
- **I** ヨウ素 — 甲状腺ホルモン、クレチン病
- **Se** セレン — 抗酸化作用、がん、心筋症
- **Cr** クロム — 耐糖能
- **Mo** モリブデン — キサンチンデヒドロゲナーゼ

非必須:
- **Co** コバルト
- **Al** アルミニウム
- **Cd** カドミウム

出典：脇野修. ミネラルのはたらき. ニュートリションケア. 12（4）, 2019, 360.

必須ミネラルの吸収部位・吸収率・排泄経路・体内分布

	ミネラル名	金属/非金属	吸収部位	吸収率	排泄経路	体内分布	吸収に対する影響
主要ミネラル	カルシウム	金属	小腸	15～20% (乳幼児60%)	尿	骨、歯	ビタミンDにより促進 過剰のリンにより抑制
	リン	非金属		60～70%			ビタミンDにより促進 過剰のカルシウムにより抑制
	イオウ	非金属	小腸	データなし	尿	骨、軟骨、皮膚、爪、髪	―
	カリウム	金属		80～100%		細胞内液	―
	ナトリウム	金属		80～100%		細胞外液、骨	―
	塩素	非金属		80～100%		体液、血液	―
	マグネシウム	金属		30～40%		骨、歯、筋肉	ビタミンDにより促進 過剰のカルシウム、リンにより抑制
微量ミネラル	鉄	金属	十二指腸、空腸上部	5～10%	便	ヘモグロビン	ビタミンCにより促進 カルシウム、タンニンにより抑制
	亜鉛		小腸	20～60%		骨格筋、骨	鉄、銅により抑制
	マンガン		十二指腸、近位小腸	3～7%	胆汁→便	全身	鉄により抑制
	銅		胃、十二指腸	30～50%	胆汁→便	筋肉、骨、肝臓	鉄、亜鉛により抑制
	セレン	非金属 (半金属)	小腸	50%以上	尿	骨格筋	―
	ヨウ素	非金属		100%		甲状腺	―
	モリブデン		胃、小腸	約75%		肝臓、腎臓	―
	クロム	金属	小腸	0.4～2.5%	便	肝臓、脾臓、骨	ビタミンC、ナイアシンにより促進
	コバルト			データなし	尿	全身	―

☐多量元素（1%以上）、☐少量元素（0.01～1%の範囲）、☐微量元素（0.0001～0.01%の範囲）、☐超微量元素（0.0001%以下）

出典：井上真．ミネラル代謝のしくみ．ニュートリションケア．11（4），2018，332．

必須ミネラルのはたらき・多く含む食品

	ミネラル名	はたらき	多く含む食品
主要ミネラル	カルシウム	骨・歯の主成分、神経での刺激伝達、筋肉の収縮、血液の凝固、酵素の活性化など	牛乳・乳製品、豆類、魚介類、藻類、野菜類など
	リン	骨・歯の成分、生体膜の主成分、DNA や RNA の成分、ATP の成分、体液の浸透圧・酸塩基平衡の調節など	牛乳・乳製品、豆類、魚介類、卵類など
	イオウ	必須アミノ酸（メチオニン、シスチン、システイン）の構成成分、骨や軟骨、腱、皮膚、爪、髪の成分	食品中に広く分布、食品添加物
	カリウム	浸透圧の維持、pH の調節、神経での情報伝達、血圧調節など	野菜類、きのこ類、種実類、くだもの類、魚介類、みそ、しょうゆなど
	ナトリウム	浸透圧の維持、pH の調節、水分平衡の維持、神経での刺激伝達など	食塩、みそ、しょうゆ、カップめん、スナック菓子など
	塩素	浸透圧の維持、pH の調節、胃液の塩酸成分	
	マグネシウム	骨・歯の構成成分、神経での刺激伝達、筋肉の収縮、エネルギー代謝、酵素反応への関与など	豆類、種実類、藻類、魚介類、インスタントコーヒー、ココアなど
微量ミネラル	鉄	酸素の運搬、細胞の成長や分化の調節、酸化還元反応の促進など	肉類、魚介類、豆類、種実類、野菜類など
	亜鉛	酵素の構成成分、体や脳の正常な発育の維持、創傷治癒、免疫機能の維持など	魚介類、肉類、豆類、種実類、穀類、ココアなど
	マンガン	酵素の構成成分、骨形成	穀類、種実類、野菜類、豆類、藻類など
	銅	酵素の構成成分、鉄の吸収・運搬・代謝、成長促進、免疫機能の維持、活性酸素の除去など	穀類、肉類、豆類、魚介類、種実類、ココアなど
	セレン	酵素の構成成分となる、抗酸化作用	魚介類、肉類、乳製品、穀類、卵類など
	ヨウ素	甲状腺ホルモンの構成成分となる	藻類、貝類、魚介類、牛乳・乳製品、卵類、肉類、穀類、野菜類など
	モリブデン	補酵素となる	乳製品、豆類、穀類、レバーなど
	クロム	糖代謝、脂質代謝に関与	食品中に広く分布
	コバルト	補酵素、ビタミン B_{12} の成分となる	葉菜類、肉類、臓器類など

☐ 多量元素（1％以上）、☐ 少量元素（0.01 ～ 1％の範囲）、☐ 微量元素（0.0001 ～ 0.01％の範囲）、☐ 超微量元素（0.0001％以下）

出典：井上真．ミネラル代謝のしくみ．ニュートリションケア．11（4），2018，333.

索引

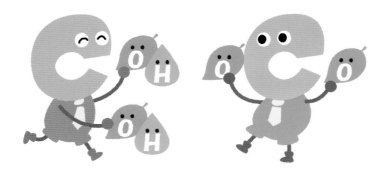

★増刊への感想・提案

　このたびは本増刊をご購読いただき、まことにありがとうございました。編集室では今後も、より皆さまのお役に立てる増刊の刊行を目指してまいります。つきましては本書に関するご感想・ご提案などがございましたら、当編集室までお寄せください。また、掲載内容につきましてのご質問などがございましたらお問い合わせください。

★連絡先

〒532-8588　大阪市淀川区宮原 3-4-30 ニッセイ新大阪ビル 16F
株式会社メディカ出版「ニュートリションケア編集室」
E-mail：nutrition@medica.co.jp

The Japanese Journal of Nutrition Care　ニュートリションケア 2020 年秋季増刊（通巻 161 号）

保存版
しょうか きゅうしゅう たいしゃ えいよう そ ずかん
消化・吸収・代謝と栄養素のすべてがわかるイラスト図鑑

2020 年 9 月 1 日発行　第 1 刷	編　　集	ニュートリションケア編集室
2024 年 4 月20日発行　第 6 刷	発 行 人	長谷川 翔
	編集担当	西川雅子・奥村弥一
	編集協力	加藤明子
	組　　版	稲田みゆき
	発 行 所	株式会社メディカ出版
		〒 532-8588　大阪市淀川区宮原 3-4-30
		ニッセイ新大阪ビル 16F
		編集　　　　　　電話：06-6398-5048
		お客様センター　電話：0120-276-115
		E-mail　nutrition@medica.co.jp
		URL　https://www.medica.co.jp
	広告窓口	総広告代理店（株）メディカ・アド　電話：03-5776-1853
	デザイン	松橋洋子
	イラスト	中村恵子
定価（本体 2,800 円＋税）	印刷製本	株式会社シナノ パブリッシング プレス

ISBN978-4-8404-7146-6

乱丁・落丁がありましたら、お取り替えいたします。
無断転載を禁ず。
Printed and bound in Japan